Грабовой Григорий Петрович

Концентрация на числах растений для восстановления организма

Труд создан Григорием Грабовым в 1998 году
на русском языке.
Дополнен Григорием Грабовым.

Часть 1

2013

Jelezky Publishing, Hamburg
www.jelezky-publishing.eu

Г. П. Грабовой

Концентрация на числах растений
для восстановления организма

Издатель SVET UG, Гамбург, Германия 2013. - 208 с.
www.svet-centre.eu

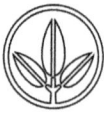

©2013 SVET UG

Все права защищены. Никакая часть данной книги не может быть воспроизведена в какой бы то ни было форме без письменного разрешения владельца авторских прав.

Подписано в печать 21.03.2013

ISBN: 978-3-943110-65-4   © Г. П. Грабовой, 1998

Введение

При концентрации следует учитывать, что речь идёт о концентрации на числе, соответствующем растению в позиции вечной жизни, в вечном развитии человека. События мира в направлении вечного развития, включая бесконечное будущее, таким образом проецируются на растение, что количество их сочетаний всегда равно конкретному числу. То есть само число можно рассматривать как перемещённое вне область событий. Объект, не зависящий от событий, относится к процессам вечности, так как вечность является величиной, вмещающей все события и одновременно находящаяся как отдельный объект вне них. Отсюда следует, что описанный числовой ряд и вечность находятся в одной области восприятия человека. Значит, это число и вечность обладают общими свойствами, которые можно применить, чтобы через число обеспечить вечную жизнь.

Применение этих свойств можно произвести посредством своего сознания, определив в пространстве сознания место, где находится область информации, содержащая число и вечность, которую можно назвать численная вечность или вечность числа. Действительно, продукт мышления человека, например число на уровне сознания, не связан с человеком после прохождения момента мышления, так как воспроизведённая мышлением информация остаётся в том времени, где возникла мысль. И человек с точки зрения взаимодействия с этой информацией может только вспомнить эту мысль. Таким образом раскрывается механизм функционирования сознания, когда человек в настоящем времени путём воспоминания взаимодействует с мыслью, которая уже находится в области вечности, так как

© Г. П. Грабовой, 1998

не зависит от дальнейших событий. В этом смысле всё прошлое не зависит от дальнейших событий и управлять через информацию прошлого можно только в пространстве своего сознания. При этом информация известного прошлого на основе которого производится управление будет сохраняться как отдельная область информации.

Значит, воспоминание человека о самом себе в тот момент, когда человеку в прошлом пришла какая-то мысль, позволяет человеку соприкоснуться с самим собой, когда он не зависит от событий, то есть находится по аналогии с численной вечностью в информации вечности. В области этой информации можно наблюдать, что человек не зависит от числа. Так как если бы зависел, тогда численную вечность нельзя было бы отделить от информации человека. Углубляясь в анализ этой конструкции информации, можно сделать вывод, что человеку не соответствует число так же потому, что человек сам его создаёт или воспроизводит. Это подтверждено на практике тем, что числа, являющиеся следственным объектом воспринимаемой реальности, не относятся к физическим объектам. Важным элементом в сравнении слов о создании или воспроизведении числа является то, что воспроизведённое число когда-то было первично создано.

Создатель, первым создавший число, сообщил о нём через слово. Следовательно, область пространства сознания, где находятся численная вечность и человек вечный, расположена там же, где информация слова. Отсюда понятно, что когда человек мысленно проговаривает числовые ряды, он тем самым создаёт резонансные колебания численной вечности. Волны численной вечности по законам распространения света распространяются в сторону человека, находящегося в той же области вечности, и тем самым создают вечность человека. Числовой ряд численной вечности **289380891498**, и с него можно воспринять действие вечности с каждого числа, а не только с ряда в целом. Как следствие это наблюдение можно перенести на любой элемент объекта реальности и объект в целом. Отсюда можно сделать вывод, что восстанавливать организм человека можно не только действием от всего организма, но и действием от одной клетки.

Люди имеют внутреннюю духовную связь со своим образом в прошлом и через эту связь могут получать реальную вечность организма человека. Указанная связь показывает, что душа и дух у человека вечны не только потому, что так создано, но и в связи с законом всеобщего развития. Потому что предложенным способом можно создавать наряду с вечностью тела так же вечность души и духа. В этом состоит принцип полного самовоссоздания человеком самого себя, когда человек способен сам создавать вечными своё тело, дух и душу. Причём указанный способ действует не только на основании образа человека в прошлом, находящимся возле численной вечности, но и на основании образа человека в будущем, так как одно из свойств вечности – это находиться вне времени. Можно представлять свой образ в будущем и применять концентрации на числах. Так, кстати, также улучшаются будущие события в направлении вечного развития.

Описанный подход в управлении обеспечения вечной жизни опирается на числа растений, так как оптические процессы сознания человека, рассматриваемые в этом подходе, основываются на статичных объектах. Растения зафиксированы в одном физическом месте, образ человека находится в определённом месте пространства сознания человека. Из этой аналогии по принципу статики динамика проявляется в движении пространства вечности, покрывающего человека при использовании концентраций на числах растений. Восстановление организма человека происходит потому, что в свойствах пространства вечности заложена функция нормы любого объекта с точки зрения вечности.

Растение является источником кислорода, необходимого для жизни человека. Для жизни человека необходимо также пространство. Можно поставить вопрос – что тогда является источником пространства? Этот вопрос можно исследовать, рассматривая структуру растений. Вода, поднимаясь по капиллярам растений, преодолевает замкнутые пространства. Если исследовать структуру мышления человека на предмет того, как мысль организовывает какое-либо действие человека, тогда можно рассмотреть определённый порядок. Мысль зарождается, затем посредством реакции на неё всей личности человека эта мысль приводит к действию или бездействию. В растениях вода также воспринимается той частью растения, где она проходит, и через промежуточные ткани растения может влиять так же на те ткани растений, через которые вода не проходит. Возможность действия воды происходит только через материю растения. В то время как у человека сознательное действие возможно, например, через конечности. Человек может своей рукой потрогать своё тело, а ветка растения, не прикасающаяся к другой, может только под действием ветра или других внешних причин соприкоснуться с другой.

Восприятие человеком того, что такая ограниченная в степени динамики в пространстве система жизни, как растение, может жить – для некоторых видов – не одно столетие, позволяет мобилизовать ресурсы организма, сознания и духа человека для обеспечения себе вечной жизни. Интуитивно и логически понятно, что пространство – источник информации. Растения, находясь в одной области пространства, получают необходимое количество информации для долгой жизни. Возникает вопрос – как растения добиваются этого, если исходить из постулата наличия определённой структуры, подобной сознанию человека, в каждой форме жизни? Ответом является то, что растения по-другому реагируют на пространство в структуре, которая подобна восприятию человека. Когда человек думает о растениях, он в силу имеющихся знаний современной цивилизации о фотосинтезе воспринимает растение как один из источников своей жизни. Поэтому на уровне сознания при таком восприятии человек ощущает положительную светлую волну. От пространства также воспринимается светлая волна. Так как пространство в системе логики человека наряду с растением, дающим через фотосинтез кислород, также является источником жизни. Когда человек смотрит на растение, он может исследовать феномен замедления времени, так как в сознании человека время в основном связано с каким-либо количеством действий, а растение практически неподвижно. В этом размышлении можно духовно узреть, как время, являющееся субстанцией в формате восприятия, воздействует на растение. Затем быстрым движением мысли можно перескочить на образ человека и обнаружить, что когда внутренним взором Вы смотрите, как время действует на образ человека, субстанция времени резко убирает от Вас щупальца, напоминающие по форме корневую систему растений.

Этим способом Вы можете научиться жить вне информации времени, воспринимаемой Вашим сознанием, а это метод обеспечения вечной жизни. Здесь также можно обнаружить, что когда в этом тренинге Вы смотрите на обобщённый образ человека, то в первый момент попадаете на себя. Так же и вода, фильтрующаяся по капиллярам растений, всегда находится внутри растения. Пространство, где фильтруется вода в растении, подобно замкнутому пространству мышления с той разницей, что мысль обладает бесконечными характеристиками на уровне соприкосновения с духом и душой человека. Создатель, сочетая духовные качества человека с его душой, формирует пространство, где находится человек. Поэтому место нахождения человека в пространстве во многом не случайно, так как обусловлено внутренними связями духа и души человека с его сознанием, объединённым с целями человека и общества в целом. Из этого можно сделать вывод, что изначальное устройство мира по идее вечного развития создаёт пространство. Мысли о вечном развитии увеличивают пространство жизни не только в мышлении, но и в физической реальности: начиная от построения домов и развиваясь до управления пространством на основе духовных возможностей. Как вода, продвигаясь по капиллярам растения, увеличивает пространство жизни растения, так же, подобно и мысль человека из пространства мышления в силу своей бесконечности и связи с духом человека создаёт бесконечные пространства для жизни человека.

Известна фраза «Cogito, ergo sum» (лат. «Мыслю, следовательно существую»), из которой следует, что если есть мысль, значит есть пространство, где живёт человек. В силу неразрывности понятий пространства и человека на стыке областей информации, соответствующих этим понятиям, можно найти метод вечной жизни, заключающийся в том, что вечное пространство естественным образом должно соприкасаться с вечным человеком. Исследование посредством своего сознания и духа пространства позволяет выявить области пространства, из которых возвращаются воскрешённые в физическую реальность. Можно выявить формы пространства, воспринимая которые человек не умирает – эти формы можно также представить и в виде числовых рядов, являющихся по сути одной из разновидностей форм, если их воспринимать не как числа, а как рисунок. Однако под этим рисунком можно воспринимать и числовой ряд, который может включать в себя много информации. Следовательно, динамичным числовой ряд в виде рисунка с точки зрения всеобщих связей делает человек посредством восприятия информации ряда и мышления. Это означает, что человек способен сам создавать своим мышлением динамичную форму посредством размышления о том, что обозначает статичный объект. А из динамичной формы всегда можно найти ту, которая обеспечивает вечную жизнь человека.

Таким образом, при концентрации на числах растений Вы через уникальный адрес, соответствующий каждому растению, попадаете сознанием в пространство, обладающее свойством передачи Вам свойств Вечности. Через числа, соответствующие каждому растению, Вы увеличиваете своё присутствие с знанием о вечной жизни в общем коллективном сознании. Это позволяет Вам обеспечить вечную жизнь уже через само коллективное сознание.

Методы неумирания, воскрешения, омоложения, восстановления организма, вечной здоровой и гармоничной жизни можно реализовывать, применяя концентрации на числах растений, изложенных в книге.

Методы закреплены конкретными координатами в коллективном сознании, соответствующими растению, что позволяет на уровне сознания ускорить доступ к информации методов.

Каждому растению соответствует число вечного развития мира. В книге посредством рассмотрения чисел растений можно получить знания, позволяющие Вам самостоятельно познать способ определе-

© Г. П. Грабовой, 1998

ния числа вечного развития живых организмов и вообще определять число вечности в предмете, в каждом объекте реальности, в любой информации. В информации о числе находится другое число. Последовательности чисел часто не такие простые, как кажутся. Умение воспринять суть конкретного числа в событиях посредством понимания взаимосвязей, касающихся событий, позволяет развивать сознание до уровня соприкосновения действия сознания с действием духа. Это ускоряет управление событиями в направлении вечного развития. Развитие концентрации на числах растений методологией данной в методах приводит к такому духовному восприятию информации, которое создаёт сознание человека, обеспечивающее вечную жизнь.

Выражение одного числа через другое, через направленность событий, соответствующих числу, сопоставимо с фотосинтезом. На уровне сознания можно представить процесс, когда Солнце сосредоточено во внутренних процессах фотосинтеза. Это позволяет осознать, что внутри любого живого объекта присутствует информация всего макромира, окружающего этот объект. На практике описанные данные можно представить в виде светящейся сферы и переместить эту сферу в область нахождения растения. Тогда происходит своеобразное насыщение интеллектом растений, которое приводит к повышению жизнеспособности растения. Подобным образом может развиваться вечно всё живое – посредством передачи информации жизни. Поэтому, чем больше живого в пространстве, тем быстрее наступает вечная жизнь для всех живых систем.

При применении методов, данных в этой книге, можно концентрироваться на числах посредством мысленного произнесения чисел для получения восстановительного результата для организма, которым обладают сами растения. Такой способ, позволяющий восстанавливаться за счёт внешней среды, можно отнести к эффективным способам. Так как человек всегда контактирует с внешней средой.

Можно мысленно произносить числовые ряды слева направо и наоборот, чтобы познавать технологии вечного развития.

Целью применения числовых рядов, соответствующих растениям, должно быть развитие духовного состояния человека до уровня реализации всеобщего вечного развития.

Можно постараться представить, как мир воспринимают растения, и таким образом научится исследовать мир через систему подобную восприятию человека, соответствующую любому живому организму. При таком исследовании можно выделить вектор информации, соответствующий стремлению к вечной жизни всего живого. Таким образом, можно обнаружить, что этот вектор у всех живых организмов направлен в одну сторону – вечного развития. Усиливая своим сознанием информацию, соответствующую направлению всеобщей вечной жизни, можно производить процесс, подобный информированию растений и других живых существ способам вечной жизни, и получать обратный сигнал вечности для человека. Так как растений много, то и практику управления вечного развития можно получить в большом объёме.

Далее даны наименования растений и соответствующие этим растениям числа, концентрируясь на которых можно получить восстановление организма. В следующих затем методах можно получать результат, соответствующий наименованию метода концентрацией на числах, и посредством способов, изложенных в методах.

© Г. П. Грабовой, 1998

Концентрация на числах растений для восстановления организма

Abrus precatorius – АБРУС 894 328 719 818 498
Метод неумирания 219498 471

В данном методе применительно к абрусу можно рассмотреть сияние солнца, когда солнце светит очень ярко, то свет поглощается полностью всем организмом. И на этом принципе, который сравним с принципом фотосинтеза, но происходящим внутри сознания человека, можно достичь неумирания с использованием также концентраций, соответствующих методу неумирания.

Метод воскрешения. В этом методе через растение абрус можно увидеть фактически как бы два солнца: одно – отражённое в сознании живущего, а другое – отражённое в сознании воскрешаемого. И усилием воли, соединяя эти два солнца через следующий числовой ряд **398514**, можно добиться воскрешения.

Метод омоложения. В данном методе можно, используя ряд **374298**, рассмотреть себя как бы изнутри, то есть с внутренней поверхности кожи, и привлечь примерно тот же принцип, как происходит в фотосинтезе. То есть стараться насытить кислородом те клетки, которые нужно омолодить, а в молекулы кислорода ввести через сознание принцип омоложения.

Метод восстановления организма 49864731949.

В этом методе нужно, используя числа **328**, которые находятся после первых трёх чисел числового ряда абруса, числа равномерно распределить в те системы, которые нужно восстановить.

Метод вечной здоровой и гармоничной жизни **4945198193178**. В этом методе нужно числовой ряд, соответствующий методу вечной здоровой и гармоничной жизни, мысленно произнести перед числовым рядом абруса.

Abutilon indicum - АБУТИЛОН ИНДИЙСКИЙ – 219 814 318 512 821. При использовании данной концентрации нужно выделить в сознании числа **318**, которые расположены после первых шести чисел, и постараться их представить в виде сферы, а затем переходить уже к следующим методам.

Метод неумирания 214319498714. В данном случае метод проявлен таким образом, что Вы ладонями воспринимаете как бы дуновение ветерка, и среди этого ветра к Вам на ладони падают те числа, которые соответствуют методу неумирания. Это обеспечивает Вам неумирание.

Метод воскрешения – 498513319712. В данном методе, соответствующем абутилону индийскому, можно рассмотреть принцип, который говорит о том, что вся информация произрастает с какой-то сначала единой точки, а потом распочковывается по типу того, как это происходит в растении в различных областях. Нужно соединить единую точку с точкой, следующей после возникновения первичного импульса информации, и появляется метод воскрешения ушедших.

Метод омоложения - 491318514814

Метод восстановления организма – 471218514316. В данном методе нужно постараться выделить ту область организма, которая нуждается в восстановлении, и постараться её вывести на уровень своего сознания в область, к которой в Вашем восприятии относится Ваше сознание. В этом случае сознание рассматривается как область информации – и внутри этой области производится восстановление.

Метод вечной здоровой и гармоничной жизни - 648713819417

© Г. П. Грабовой, 1998

Acacia catechu – АКАЦИЯ ЦЕПОЧЕЧНАЯ (ЧЕТКОВИДНАЯ) – 294 318 214 016 718

Метод неумирания – 249647514981. В данном методе нужно рассмотреть всё будущее как систему, которая подконтрольна сознанию. Таким образом импульс сознания должен опережать все будущие события. Тогда Вы имеете своеобразную раскрывающуюся перед областью Вашего сознания и духа систему будущих событий, которая Вам полностью подконтрольна.

Метод воскрешения – 949317219841. В данном методе нужно рассмотреть все будущие события таким образом, что они являются основой, своеобразной подоплёкой всех прошлых событий. То есть будущее исходит из прошлого, и будущее же поддерживает в памяти людей прошлое. Таким образом, можно на этом информационном мосте перейти в область управления, когда из прошлого люди могут воскрешаться в будущем.

Метод омоложения характеризуется в данном случае тем, что когда Вы рассматриваете уровень информации соответствующий всей своей будущей молодости, то нужно влияние времени, которое относится к будущему, ослабить и свести до минимума, или полностью на нет, таким образом, чтобы организм всё время оставался молодым. Это соответствует следующему числовому ряду, который нужно просто мысленно проговаривать с сознанием именно того, что Вы уменьшаете влияние времени, ряд следующий – **491318614971**.

Метод восстановления организма проявляется в следующем числовом ряде – **496514219817**.

Метод вечной здоровой и гармоничной жизни – числовой ряд – 491516318714. В этом методе нужно рассмотреть всё будущее, то есть все будущие события, как достаточно ровную серебристо-белого цвета дорогу, и представить, что Вы идёте по вечной жизни прямой, без всяких препятствий, дорогой.

Acanthopanax ricinifolium – АКАНТОПАНАКС КЛЕЩИНОВИДНЫЙ – 498 713 214 461 847.

Метод неумирания – 394641 819.

Метод воскрешения – 748549317518 89. В данном методе нужно рассмотреть принцип слияния различных систем на уровне отдалённых структур сознания. Необходимо увидеть ту структуру жизни, которая соответствует жизни в будущем, и сознание эту структуру должно воспринимать. Таким образом Вы можете воскрешённого из бесконечного будущего вывести на уровень настоящего времени.

Метод омоложения – 479318519481. Данный метод реализуется таким образом, что Вы рассматриваете каждую клетку, как клетку, имеющую вечность не только в той части организма, где эта клетка находится, но и в любой другой части организма.

Метод восстановления организма – 594317298471. В данном методе Вы восстанавливаете соседнюю область с той областью, которую Вы хотите восстановить, и при этом через опосредованную часть ткани добиваетесь полного восстановления, как бы не притрагиваясь действием сознания к самой области, которую нужно восстановить.

Метод вечной здоровой и гармоничной жизни – 478531219478.

Acanthopanax spinosum – АКАНТОПАНАКС КОЛЮЧЕЙШИЙ – 234 718 206 514 281.

Метод неумирания – 371 284514 647.

Метод воскрешения – 285349984714. В этом методе необходимо представить, что Вы, как вечно живущая личность, мгновенно выделяете свет воскрешения из структуры своего сознания, и все воскрешаются.

Метод омоложения – 548317294813. В этом методе нужно представить себе руки, наполненные серебристым светом, и представить, как из одного пальца в другой параллельно друг другу идут серебристые нити. То есть с мизинца правой руки, например, идёт серебристая нить в мизинец левой руки и так далее. Таким образом, процесс заканчивается тем, что из большого пальца правой руки распространяется световой луч в большой палец левой руки. Этими световыми нитями связываются Ваши пальцы. Если сознанием ближе рассмотреть первую нить, которая идёт с мизинца правой руки в мизинец левой руки, то там можно рассмотреть различные колебания по цветам радуги. Приближением выделяются разные цвета, так как в сознании один цвет, например серебристый, может означать статику, а динамика приближения воспринимается отличным от серебристого цветом. Варьируя цвета за счёт приближения и удаления воспринимающего элемента сознания к рукам можно зафиксировать цвет, который Вы считаете наиболее соответствующим в данный момент процессу омоложения. Затем нужно мысленно представить, что руки смыкаются, и возникает свет – яркий серебристый свет, который полностью поглощается телом, и наступает омоложение.

Метод восстановления организма – 494819319471.

Метод вечной здоровой и гармоничной жизни – 514371894574. В этом методе нужно представить, что всё вечное пространство будущего состоит как бы из ткани времени будущего. Нужно воспринять некий сеточный принцип состоящий в том, что время плетёт пространство и одновременно события. В этом методе, подобно тому, как корневая система растения распространяется, нужно войти сознанием в структуру времени, где происходят события, и зафиксировать события всего мира таким образом, чтобы они были вечными.

Aceranthus sagittatus – АЦЕРАНТУС СТРЕЛОВИДНЫЙ – 494 871 394 857 498.

Метод неумирания – 391 497 894 564781317. В методе неумирания рассматривается тот принцип, что человек внутренне настраивается на технологию постижения мира для неумирания и при этом рассматривает детали этого мира, то есть идущую на него информацию, даже если она не совсем полностью различима на уровне восприятия. При этом он видит те позиции будущей информации, которая находится за той информацией, которую он воспринимает, и таким образом, его сознание опережает на уровне доступа к хорошей для себя и для всего мира информации с точки зрения неумирания практически то, что к нему идёт в неопознанном виде. Этот метод позволяет любую информацию практически переуправить в сторону неумирания, и тогда человек ощущает уже неумирание. И вот это вот ощущение неумирания, является квинтэссенцией данного метода.

Метод воскрешения – 498714. В данном методе необходимо рассмотреть линию информации по генетическому уровню с точки зрения воскрешения по всему роду, а далее перейти уже к задаче воскрешения всего человечества. Здесь можно рассмотреть следующий принцип: чем больше Вы входите в эту задачу воскрешения через своё сознание, тем больше помощи в методологии Вы получаете. Здесь главное – освоить те методы, которые возникают при этом, и понимать, что механизм воскрешения есть в душе каждого человека, и что это всеобщее будущее. Исходя из таких конструкций

© Г. П. Грабовой, 1998

сознания, можно, просто наблюдая за этим процессом, как он развивается в будущем, получать конкретные методы и воскрешать.

Метод омоложения – 498713 819.

Метод восстановления организма – 497514 2. В данном методе нужно те ткани организма, которые следует восстановить, распознать на уровне самодиагностики. Для этого нужно само растение – ацерантус стреловидный – представить перед собой и за счёт его своеобразного внутреннего света, идущего на ваш организм, увидеть свой организм как бы с точки зрения данного растения, и определить проблемы, которые нужно привести в норму. То есть, что нужно восстановить с точки зрения текущей Вашей работы. Далее Вы должны рассмотреть, каким образом следует восстановить, изучить самого себя как внешний и внутренний объект управления, и посмотреть какие ресурсы Вашего организма в данном случае наиболее существенно можно заактивировать, чтобы провести восстановление того, что Вы выявили. Таким образом, Вы получаете два методологических пути: первый – управляющий диагностический, второй – выявление, как было сказано, ресурсов из своего же организма, и, совмещая их в своём сознании, путём концентрации воли Вы получаете самооздоровление именно в тех точках, где требуется восстановление. Это несколько напоминает принцип восстановления ткани материи у растений, и при этом можно видеть, что данный принцип, он срабатывает часто и в условиях, когда нужно это сделать очень быстро.

Метод вечной здоровой и гармоничной жизни – 498741 219841.

Acer trifidum – КЛЕН ТРЕХРАЗДЕЛЬНЫЙ – 594 718 316 748 549.
В данном методе необходимо от информации, соответствующей

клёну трёхраздельному, провести три линии света, идущие в Вашем сознании как бы сверху вниз. Это свето-синий цвет, затем серебристый цвет и цвет практически белый. И внутри этих световых потоков проводить работу по следующим пяти методам, то есть по методу неумирания, методу воскрешения, методу омоложения, методу восстановления организма и методу вечной здоровой и гармоничной жизни.

Метод неумирания – 498531398641.

Метод воскрешения – 798541 219497. Серебристый цвет, идущий от уровня информации клён трёхраздельный, в данном методе должен расслаиваться на три составляющих и при этом закладывать троекратную систему усиления процессов воскрешения.

Метод омоложения – 498742849371.

Метод восстановления организма – данный метод нужно в управлении ставить таким образом, чтобы белый цвет, идущий от информации, соответствующей растению – клён трёхраздельный, поглощался организмом, и при этом мысленно воспроизводить следующий числовой ряд – **498741219848.**

Метод вечной, здоровой и гармоничной жизни – 497548719371. Здесь необходимо в первую очередь рассмотреть структуру гармоничной жизни, то есть что есть для Вас гармония? Надо понять, прежде всего, как Вы её представляете и в чём бы Вы хотели видеть гармонию: в природе, в личной жизни или в совокупности различных обстоятельств, которые Вы душой воспринимаете как гармонию. Потому что может быть, что активная многоструктурная жизнь воспринимается как гармоничная, хотя приходится преодолевать множество различных обстоятельств. Поэтому, выявив в своей душе гармонию, нужно эту гармонию распространить на текущие собы-

© Г. П. Грабовой, 1998

тия жизни. Практически речь идёт о том, что то, как Ваша душа представляет себе гармонию Вашу личную, всё это накладывается на структуру событий. Визуализировать это можно таким образом, что если рассмотреть, как строятся различные формы на основе модельной системы и как эти формы производятся в сознании, то здесь как будто бы события души накладываются в виде уже конкретной формы на следующие события Вашей жизни, и Вы получаете управление именно по вечному здоровому гармоничному образу жизни.

Achillea sibirica – ТЫСЯЧЕЛИСТНИК СИБИРСКИЙ – 948 571 394 467 894.

Метод неумирания – 219472819471.

Метод воскрешения – 469872319 894.

Метод омоложения – 517318 498517.

Метод восстановления организма – 394718594517.

Метод вечной здоровой и гармоничной жизни – 549371219 817541.

Achyranthes bidentata – СОЛОМОЦВЕТ – 491 264 798 471 264.

Метод неумирания – 248714298742 64. В данном методе необходимо рассмотреть будущую структуру всей цивилизации, земли и вообще всего мира таким образом, что Вы видите то отдалённое будущее, где все живы, никто не умирает, и при этом эта информация не зависит от внешних объектов, от того, что не относится в прямом понимании к процессу жизни, к примеру от неорганических систем. И Вы стараетесь выстроить такой коридор событий, чтобы данные неорганические системы, они не смогли уничтожить что-либо, что может помогать именно неумиранию. То есть в данном случае речь идёт о том, что астероид не врезается в землю и так далее, и тому подобное. Таким образом, Вы внутренним волевым усилием перемещаете события именно в неумирание, которое уже не зависит от каких-либо условий внешней среды.

Метод воскрешения – 494718519471. В данном методе Вы воспринимаете воскрешённого уже живым, но не таким образом, что проходите сознанием через область представления, а фактически продвигаетесь через ресурс сознания и духа, который позволяет Вам воспринять, что Вы проходите сознанием именно в ту структуру, где уже тот человек, которого Вы воскрешаете, или те люди, которых Вы воскрешаете, они реально живы. И Вы это осознаёте определённым, своеобразным диагностическим путём таким образом, что, например, проводя диагностику через какие-то препятствия, например через стены, здания и так далее, Вы можете найти воскрешённого в любом месте, где бы он не находился. То есть для Вас нет препятствий: ни здания, ни какие-то расстояния, – и Вы точно знаете, где воскрешённый находится.

Метод омоложения – 489317219 814.

Метод восстановления организма – 648 714819 319641. В этом методе нужно воспринимать числа на уровне головы через область сознания соответствующую восприятию музыки. При прочитывании этих чисел Вы воспринимаете ту мелодию, которая Вам наиболее нравится, или создаёте мелодию. Осуществляете полный контроль над звуками, которые воспринимаются в Вашем сознании. Таким образом, с помощью звуковых форм, Вы можете полностью восстановить организм.

Как известно, различные вибрации, мантры, звуковые формы очень полезны для восстановления организма, и Вы путём создания благоприятных для Вас в целом звуков восстанавливаете организм. Это похоже на то, что когда дует, например, ветер, между растениями Вы слышите какие-то элементы шелеста растений, звук ветра. Это примерно соответствует такой физической картине мира.

Метод вечной, здоровой и гармоничной жизни – 498713 91.

В данном методе Вы рассматриваете вечную жизнь через здоровье, а гармоничную жизнь – через вечную жизнь и здоровье. Получается, что Вы имеете своеобразные три вложенных сферы, одна в другую, и можно их все покрыть сферой гармоничной жизни. И дальше за счёт стремления к гармонии Вы получаете здоровье. Так как нездоровье – это уже не относится к понятию гармонии.

Aconitum sp. – АКОНИТ – 949 714 819 471 218.

Метод неумирания – 494518319461.

Метод воскрешения – 478514319481. В данном методе нужно рассматривать свой собственный импульс в сторону воскрешения и корректировать его так, чтобы он был всегда эффективен. Фактически нужно работать над собственным сигналом сознания, который Вы из своего сознания направляете в сторону воскрешения.

Метод омоложения – 497318497514 918. В данном методе нужно представить число, не визуализируя его, на внутреннем уровне сознания, как бы на некой той части сознания, к которой Вы сейчас не имеете доступа, Вы понимаете, что число это есть, но Вы его пока ещё не восприняли. И вот таким числом Вы входите в те клетки, которые нужно омолодить, и при этом Вы их омолаживаете присутствием вот этих нераспознанных чисел.

Метод восстановления организма – 319481218574.

Метод вечной здоровой и гармоничной жизни. В данном

методе Вы рассматриваете аконит как структуру, по отношению к которой Вам нужно применить своё умение по обеспечению вечной жизни любому живому объекту. Вы из своего сознания проводите определённый луч света, который покрывает в виде своеобразного конуса аконит, – вершина аконита находится в самом верху конуса – и обеспечиваете, таким образом, ему вечную жизнь. Далее Вы воспринимаете от этого конуса благотворную для Вас информацию, говорящую о том, что так как Вы создали вечную жизнь для аконита, естественно, что свет этой вечной жизни покроет и Вас, тем более потому что Вы именно владелец технологии.

Acorus sp. – АИР БОЛОТНЫЙ – 249 718 497 148 216.
В данном методе необходимо само растение – аир болотный – представлять от себя на неком достаточно большом удалении. Ну например, метров за сто от Вас он находится в Вашем сознании, в Вашем представлении, но не ближе 15-20 метров.

Метод неумирания – 319471 218 478 214. В данном методе Вы таким образом удаляете от себя информацию растения аира болотного, чтобы научиться своеобразному тренингу, удаляя от себя ненужные для Вас проблемы. То есть внутренние ощущения – как будто бы Вы берёте, растягиваете эспандер, тренируетесь и удаляете от себя отрицательные события. И вот между информацией метода неумирания, когда Вы с ней работаете, и информацией аира болотного существует вот эта своеобразная, так скажем, напоминающая прорезиненную систему система управления, которая работает во многом, кстати, по принципу обратному к резине. Это как бы разжимающая пружина, удаляющая от Вас. И Вы таким образом тренируете своё сознание, чтобы неблагоприятные события Вас не касались.

Метод воскрешения – 498714319814. В данном методе можно рассмотреть, как растение – аир болотный – восстанавливает свои какие-либо части, если возникают проблемы, и путём созерцания этого растения можно научиться системам воскрешения, уже касающимся людей, и, вообще говоря, касающимся и других живых организмов.

Метод омоложения – 498713 814218.

Метод восстановления организма. В данном методе необходимо растение – аир болотный – представить таким образом, что луч света, который проходит через это растение, в определённой степени достигает Вас на физическом уровне или на уровне Вашего сознания. Вы можете себя также представить, что Вы находитесь на физическом уровне где-то возле растения. Луч света, частично поглощаясь растением, проходит на Вас. И в той части, где он Вас достигает, Вы получаете восстановительный эффект. Поэтому задачей управления является себя располагать так, чтобы свет проходил к тем частям тела, которые надо наиболее эффективно восстановить, оздоровить.

Метод вечной здоровой и гармоничной жизни – 498317219814.

Actaea spicata – ВОРОНЕЦ КОЛОСИСТЫЙ – 519 481 318 471 218. Этот ряд нужно таким образом воспринимать, что после него идёт бесконечный уровень развития информации. Свет, исходящий из ряда, соприкасается с бесконечностью, пролонгированной в пространстве.

Метод неумирания – 491 718 491. В данном методе нужно рассматривать все бесконечные пространственные события, которые существуют возле человека при его неумирании, чтобы они были благоприятны для конкретного человека и для всех людей в целом, и вообще для всех живых организмов.

Метод воскрешения – 481317219481.
Метод омоложения – 464 918 318 714.
Метод восстановления организма – 519 841 42.

В данном методе, исходя из информации растения воронец колосистый, необходимо по принципу расположения численной вечности и человека вечного в районе информации слова увидеть такое сочетание событий, чтобы слово так преобразовывалось при восприятии его человеком, что слово несёт в себе информацию вечной жизни в букве, в подтексте, в дальнейшем развитии этого слова. Тогда Вы научитесь находить корень всех событий, который Вы можете регулировать и направлять в сторону именно вечного развития.

В методе вечной здоровой и гармоничной жизни можно применить следующий числовой ряд, который следует за восприятием корневой системы событий и который направляет Вас именно в вечную жизнь, гармоничную жизнь, здоровую. Ряд этот следующий – **218419 218714**.

Actinidia sp. – АКТИНИДИЯ – 218 491 318 647 849.
Метод неумирания – 198 471 218 471.

В этом методе необходимо рассмотреть звуковую форму растения актинидия. И когда Вы воспринимаете слоги «ти», затем «ни», Вы рассматриваете следующее соотношение – четыре буквы, и при этом две из них – буквы «и». Затем задумываетесь над тем, что звуковые формы, они не случайны в системе организации слов. И вот когда Вы что-то говорите или о чём-то думаете, постарайтесь найти звук, который практически характеризует неумирание в любом процессе, где бы Вы не находились. То есть внутренний смысл любых явлений, которые приводят к неумиранию. Продолжительность жизни при этом не является характеристикой неумирания. Неумирание характеризуется тем, что человек вообще никогда не умирает. И когда Вы рассматриваете этот глубокий внутренний смысл, то Вы можете увидеть прекрасные города, которые существуют в информации, состоящие из вечности, из вечного сияющего цвета серебристого, прекрасные звуки. И Вы воспринимаете добро, идущее от таких картин, и Вы не умираете. При этом надо рассматривать определённую связь с методом вечной здоровой и гармоничной жизни. Метод вечной здоровой и гармоничной жизни подразумевает наличие неумирания Вашего и всех людей. И в данном случае эти методы различимы в том, что неумирание – это есть конкретная, Ваша локальная, в общем-то, задача действия, которая является необходимым минимумом для того, чтобы Вы имели вечную здоровую и гармоничную жизнь. При этом переход к вечной здоровой и гармоничной жизни в методе неумирания характеризуется как стартовая позиция, когда, достигнув неумирания и достигнув необходимого количества времени, которое нужно Вам для обеспечения здоровой и гармоничной жизни, Вы, будучи живым человеком, уже далее организовываете в том числе и здоровье, и в том числе и свою гармоничную жизнь. Следовательно, метод неумирания можно рассматривать как определённый начальный уровень метода вечной здоровой и гармоничной жизни. Фактически во многом сразу после достижения результатов по методу неумирания следует результативность по методу вечной здоровой и гармоничной жизни. Эти методы, конечно, могут быть взаимосвязаны. В плане Вашей концепции развития Вы можете реализовывать методы неумирания и вечной здоровой гармоничной жизни одновременно. Но в некоторых случаях необходимо начинать управление в любом случае с обеспечения неумирания.

Метод воскрешения – 948516319471.

В данном методе нужно рассматривать воскрешённых, как людей, далеко живущих от Вас, но при этом их адреса, телефоны известны, и Вы всегда можете к ним позвонить, и они могут приехать по обычной доброй воле в ту точку, где Вы находитесь. Определённый числовой ряд, который сейчас будет, он ещё этому и способствует. Ряд следующий – **498591319641.**

Метод омоложения – 498741284519.

В данном методе Вы рассматриваете работу собственной мысли таким образом, что Ваша мысль является некой внешней средой по отношению к Вам. И когда Вы произносите речь, то видно, что определённые слова происходят как бы сами по себе, без управляющего действия с Вашей стороны. По сути, если глубоко взглянуть на природу вещей, на положение всех систем реальности, то Вы видите, что в определённых случаях проявляется действие определённой системы коллективного управления, где есть общеизвестные понятия не требующие управления. Это может например относится к автоматизированной системе действий, подобно тому как ведёт машину опытный водитель. Человек не всегда задумывается над тем, что нужно сказать или сделать в силу практики. При этом здесь нужно понимать, что существует более высокий уровень реальности, когда Создатель может Вам помогать и действовать в помощь Вам, и это уже не относится к автоматизированным в силу привычки действиям. Поэтому здесь нужно находить ещё и элемент взаимодействия с Создателем, когда Вы решаете одну и ту же задачу, действуете по одной и той же идее вечной жизни, вечной молодости.

В методе омоложения, с целью вот реализации данной совокупной идеи, можно применить следующий ряд – **498713 497.** При этом

© Г. П. Грабовой, 1998

число только условно отражает какой-то обобщённый идеологический процесс в вечной жизни, в вечной молодости, так как число воспроизводится человеком. Оно является следствием его действия, его мышления.

Познавая как Создатель воспринимает числа реализующие в управлении методы вечной жизни Вы можете основываться на одухотворении чисел, при котором не имеющий возраста потому что он вечный дух может омолодить тело.

Метод восстановления организма – 497318849513. В данном методе можно применить принцип обобщённого развития любой полезной информации. Получив где-либо пользу для организма в одной части, надо её как можно быстрее распространить на другие элементы организма, другие ткани организма и одновременно постараться передать этот опыт другим.

Метод вечной здоровой и гармоничной жизни – 498647819371.

Adenophora, codonopsic, platycodon, wahlenbergia – КОЛОКОЛЬЧИК ГОЛУБОЙ – 319 647 894 319 847. При концентрации на числах, соответствующих данному растению, необходимо первые три числа представлять в серебристом цвете.

Метод неумирания – 319 498 647 841. В данном методе необходимо рассматривать такое управление, которое создаёт Вам неумирание не только в бесконечном будущем, но и чтобы, оценив прошлые события, Вы чётко были уверены, что у Вас не было угрозы умирания.

Метод воскрешения – 498 713 819 1.

В данном методе необходимо рассматривать воскрешаемого как уникальную личность, которая в единственном числе также олицетворяет целый мир, по сути, ощущений, откровений и вообще полностью личности, которая ни в чём не ущербна. И вот доведение информации воскрешаемого до такого уровня позволяет ему, во-первых, воскреснуть быстрее, а во-вторых, уже будучи воскрешённым, быстрее социализироваться. Наладить контакты среди живущих людей и не быть ни в чём отличным от живущих людей. Данный метод позволяет полностью исключить факт бывшего ухода из информации, и воскресший ничем на уровне информации не отличается от живущего, который не умирал. Это позволяет не только социализироваться, но и глубже войти в информацию управления воскрешённому, так, как если бы он не утерял времени за период биологической смерти.

Метод омоложения – 319471218543.

В данном методе необходимо информацию колокольчика голубого рассматривать как некую сферу, которая может быть использована для того, чтобы поместить свой собственный образ или другого человека, которого Вы омолаживаете, в эту сферу и получить некие проекции света из внутренней поверхности сферы на Вас или другого человека. И при этом получать эффект омоложения только потому, что Вы созерцаете растение как бы изнутри этой сферы. Созерцаете вторичную сущность растения, которую Вы сами рассмотрели в своём сознании. Таким образом, Вы можете перейти к созерцанию вторичной или третичной, и, вообще говоря, следующей сущности своего сознания. Разложить своё сознание по уровням возрастания информативности, которая Вам необходима в данный момент или в будущем. И таким образом, Вы можете инструмент своего сознания использовать для того, чтобы получать точные молниеносные решения, точные знания, чтобы Ваша мысль работала отчётливо, точно. И таким образом, Вы вполне можете такую мысль ввести на уровне информации в свой собственный организм и стать молодым. Здесь можно посмотреть, сопоставить с фотографией, например, на паспорте себя и рассматривать, как Вы омолаживаетесь уже на уровне физической реальности, контролировать данный процесс таким образом, как Вы за счёт отточенности и точности мышления становитесь более молодым.

Метод восстановления организма – 49837121942816.

В данном методе Вы должны рассмотреть информацию, проходящую через Вашу венозную систему, например, по рукам, движущуюся с уровня плеч до уровня локтевого сустава, потом в сторону кисти, и увидеть, что когда в растении – колокольчик голубой – фильтруется жидкость, то препятствий за счёт того, что жидкости достаточно там не бывает. Так же и здесь. Препятствий для того, чтобы получить восстановление организма, у Вас тоже по аналогии не бывает в уровне управления по данному методу. И Вы в любом случае достигаете восстановления организма. Более того, Вы резервируете структуру управления на будущее таким образом, чтобы Вы получили ту систему, которая и в будущем не нуждается в восстановлении, она всегда здорова. И вот обеспечение ещё в будущем здоровья организму определяется концентрацией на следующем ряде – **498871219491.**

Метод вечной, здоровой и гармоничной жизни – 594317 218491.

В данном методе нужно рассмотреть структуру движения Вашей мысли к солнцу. Представьте, что, начинаясь на уровне земли, Ваша мысль начинает разгоняться в сторону солнца. И здесь уже при подлёте, так скажем, к солнцу, она как зонд раскрывается, начинает поглощать лучи, и Вы сравниваете: горячее ли там лучи, чем здесь. То есть вводите свою вторую мысль, которая эти же лучи воспринимает, но уже на земле. И, таким образом, ту информацию, которая соответствует Вашей мысли и которая возле солнца, Вы таким образом можете сравнить. Отсюда возникает элемент сравнения собственных мыслей, как субстанций. Если рассмотреть мысль именно как субстанцию, то сравнивая их, Вы можете найти некие, так скажем, дефекты мысли, которые не приводят, например, к быстрому результату. И эти дефекты исправить по принципу того, как происходит, например, в фотосинтезе. За счёт солнечных лучей получить норму развития.

Adiantum – ПАПОРОТНИК «ВОЛОСЫ ВЕНЕРЫ» - 319 498 714 671 891. При работе с этим методом необходимо рассматривать любовь как источник действия и рассматривать внутри любви тот не иссякающий уровень реальности, элемент развития материи, который и порождает само действие. То есть любовь в самой любви. Источником любви является сама любовь. Вот рассматривая таким образом управление, мы можем увидеть следующие концентрации и методы.

Метод неумирания – 219471847214. В данном методе можно увидеть, что любовь не умирает. И поэтому достаточно иметь любовь, чтобы не умереть.

Метод воскрешения. Воскрешённый воскрешается в любви. Числовой ряд, этому соответствующий, следующий – **491893218514.**

Метод омоложения – 319482317218 91. Здесь на память может приходить то, что любовь воспринимается как чувство, приходящее в молодости. Однако если рассмотреть развитие человека с самого раннего возраста от рождения, то можно увидеть, что чувство будущей любви пронизывает все события, и человек, только что родившись, начиная свою жизнь в раннем детском возрасте, уже может воспринимать эту любовь. И таким образом, Вы можете через такое знание организма получить омоложение.

Метод восстановления организма – 49721851948. Словестный уровень восприятия метода восстановления организма следующий: «В любви организм здоров».

Метод вечной здоровой и гармоничной жизни. Здесь ясно, что любовь обеспечивает вечную здоровую и гармоничную жизнь. И часто это только единственный уровень, который может реально обеспечить вечную здоровую и гармоничную жизнь. Числовой ряд, соответствующий такой реальности, следующий – 219317. При этом нужно понимать, что любовь вообще никак не зависит ни от числового ряда, ни от каких-либо внешних или внутренних обстоятельств. Она вечна, и она и есть вечная жизнь.

Aegle sepiaria – ЛАЙМ КОЛЮЧИЙ (ЭГЛ ЗМЕИНЫЙ) – 218 614 317 812 491.

Метод неумирания – 284317 298497.

Метод воскрешения – 318 641894 389 718.

Метод омоложения – 214 681 731 89.

В данном случае нужно в управлении исходить из того, что если Вы используете принцип реакции организма на будущее развитие, то можно рассматривать старение организма, как некий, возможно колющий, то есть причиняющий вред, элемент внешней реальности. Тогда, используя название растения в данном случае, как оно выражено – как лайм колючий, можно мысленно упаковать в сферу слово колючий и достигнуть омоложения тем, что ничего, что внешнее влияет на молодость, чтобы не влияло. То есть не причиняло каких-либо ощутимых проблем с точки зрения омоложения или сохранения молодости. Здесь важным элементом ещё является то, что в таком методологическом подходе можно просто сохранять молодость, не позволяя, например, условно говоря, колючкам времени каким-то образом приводить к сморщиванию ткани. Если чем-то острым, колючкой прикоснуться к коже, то она начинает реагировать. Начинает определённым образом увеличивать количество реакций в локальном месте. И это есть в данном случае процесс старения, так можно это рассмотреть. Вот чтобы этого не было, Вы заблаговременно уколы, так скажем, времени выводите на уровень, когда они Вас не достигают.

Здесь можно рассмотреть иерархическую структуру времени и в этой иерархической структуре можно увидеть, что время не всё проблемно с точки зрения омоложения. Напротив, есть ветви времени, которые приносят Вам пользу. Если вспомнить, например, молодильные яблоки, то есть тип растений, которые в себе содержит молодость. И в структуре лайма колючего по стволовой части также есть элемент молодости – своеобразный эликсир, который воспринимая Вы можете молодеть. Таким образом, Вы учитесь в элементах реальности находить именно ту субстанцию, которая Вас омолаживает. Хотя при этом Вы понимаете, что можно выделить омоложение в любом элементе реальности, но есть элементы, которые предпочтительнее, которые уже во многом существуют и на это направлены. Внешняя реальность – она также имеет определённый вектор, цель и импульс придания Вам молодости. И Вам нужно просто это ещё и обнаружить и найти. Стремиться идти навстречу этому. Можно это сравнить с тем, что Вы находитесь где-то в том месте, где много разных препятствий. Например, возле метро много людей, и Вам нужно встретиться с другим человеком. При этом так как людей много, то Вы визуально можете не сразу его обнаружить, и Вы интуитивно как-то двигаетесь в место встречи. Так вот, чтобы встретиться быстрее, тех людей, которые рядом, старайтесь омолодить импульсом молодости. И тогда общий импульс омоложения приведёт к тому, что Вы сразу увидите того, с кем Вы хотите встретиться. Этот элемент действия – достижение через омоложение, он также позволит Вам ускорить систему омоложения.

Метод восстановления организма – 498513894387.

Метод вечной, здоровой и гармоничной жизни – 496518381471.
В этом методе нужно увидеть свою вечную жизнь так, как Вы видите обычные объекты физической реальности, причём любые, например дорогу, деревья, электропровода, столбы, машины и так далее. И как только Вы воспримете среди всех таких объектов восприятия хотя бы одного человека, считайте, с этого момента Вам обеспечена вечная здоровая гармоничная жизнь. Смысл данного управления заключается в том, что в каждом человеке есть эта методология, и стоит Вам только увидеть одного человека, как Вы этот механизм познаете.

Так изначально Создатель заложил уровень управления, который характеризуется вечностью для всех и вечность в каждом.

Aesculus chinensis – КОНСКИЙ КАШТАН КИТАЙСКИЙ – 319 847 219 164 891

Метод неумирания – 64971821941

Метод воскрешения – 318 674219 81

Метод омоложения – 368 791 318 49

Метод восстановления организма – 368 714894 721

Метод вечной здоровой и гармоничной жизни – 368 728398 491

Agave chinensis – АГАВА КИТАЙСКАЯ – 219 367 891 497 218

При управлении с помощью растения агава китайская нужно рассмотреть географическое место данного растения, которое дано именно в слове «китайская». Закрепление растения за какой-то территорией в самом названии говорит о том, что в растении проявлена сущность взаимодействия с регионом, когда растение имеет определённую обобщённую реакцию в систему коллективного сознания и фиксируется для конкретной территории.

Исходя из этого, сейчас вот как раз в методах и будет реализована система территориальности растения и соответствующего управления.

Метод неумирания – 949 718 617 81

В данном методе нужно рассмотреть простой принцип – добившись неумирания в одном месте, это распространить на всё другое, на любое другое место и на любое другое время. Возникает разветвление события по месту и по времени, и получается, что они даже если пересекаются, то не приносят умирания ни при каком сочетании событий. Метод достаточно эффективный в той части, когда Вы исходите из обобщающего принципа на всю информацию. Как и любой другой метод, он позволяет своевременно предотвратить те события, которые проблемны с точки зрения неумирания.

Метод воскрешения – 498 71381.

Метод омоложения – 519 648319471.

В данном методе мы видим себя молодым таким образом, что нужно рассмотреть не только Вашу точку зрения на себя, когда Вы можете себя воспринять молодым человеком, но и когда Вы сознанием охватываете тот процесс, что другой человек одновременно с Вами видит себя молодым. Как бы предполагаете об этом. И при этом Вы видите своеобразный эффект зеркала. То есть Вы воспринимаете себя молодым, представляете, что второй, третий и так далее, четвёртый и более человек воспринимают себя молодыми, и это своеобразные зеркала, которые, значит, существуют перед каждым. Каждый кто смотрится в это зеркало, может так представить и видеть себя молодым. Когда Вы эти все плоские фактически системы информации объединяете мысленно в своём сознании, как некую пружину сжимаете в одно жёсткое зеркало, обладающее свойствами кристалла, то видите, как молодость начинает бурно разрастаться из этих кристаллов и постигать каждого, кого Вы представляете молодым наряду с Вами. Это могут быть прохожие, которые могут быть просто рядом, это могут быть знакомые. Вы таким образом им как бы раздаёте молодость. И чем больше молодеют они, тем больше молодеете Вы. Вы можете здесь даже посчитать. То есть вектор оптический, который передаётся к ним с точки зрения омоложения, он постепенно наращивается. То есть Вы передали десять векторов длиной по, например, десять сантиметров, при этом Вы получили фактически сто сантиметров светового луча, который Вас омолаживает. Вот здесь можно очень чётко увидеть, что давая, по сути, добро другим, Вы получаете точно то же самое себе. Принцип зеркала в омоложении. И по логике он имеет, естественно, более общие свойства с точки зрения вечного развития, так как омоложение всех делает молодость законом жизни. А в рамках закона так же, как и, например, при законе силе тяжести, всегда выполняется то, что должно выполняться.

Метод восстановления организма – 498517 981

В данном методе нужно выявить те системы организма, которые нужно в любом случае и достаточно быстро восстановить. И при этом Вы должны в этом методе успевать восстанавливать организм ещё до того момента, когда может проявиться какая-то серьёзная проблема. Стараться всегда опередить не только на уровне информации то, что Вы рассматриваете, какую-то проблему, но нужно захватить сознанием ту область, отдалённую, которая может не появляться в виде информации, то есть которая как бы не видна или засекречена какими-то внешними воздействиями. Вы должны уметь полностью контролировать всё, что касается восстановления организма, в том числе и то, что сейчас Вы не воспринимаете. Данный метод, он достаточно эффективен в плане даже созерцания того, что Вы делаете. Проработав по данному методу, немного можно приостановиться и понаблюдать за информацией, что происходит, и Вы получите достаточно эффективное восстановление.

Метод вечной здоровой и гармоничной жизни – 498 712 81

В данном методе Вы можете видеть, что вечная здоровая и тем более гармоничная жизнь непосредственно связана как с методом восстановления организма, так и с методом омоложения и неумирания. И здесь Вы рассматриваете уровень вечной жизни таким образом, что сам факт воскрешения – это необходимый элемент вечной жизни, но умирания нельзя допускать живущих. При любых условиях должны воскреснуть все ушедшие, но при этом основной формой управления является недопущение умирания живущих. И вот, исходя из такого более пролонгированного понятия – метода вечной здоровой и гармоничной жизни, охватывающего метод неумирания, метод воскрешения, метод омоложения и метод восстановления организма, мы видим, что можно уже в совокупности сделать обобщённое управление, где целевые уровни стоят по определённой системе первичности, вторичности и так далее, и Вы можете видеть, что самое первое – это не дать человеку умереть. Исходя из этого, сама вечность жизни – это есть то, что складывается из элементов неумирания.

Добавляя уровень здоровья, то есть работая фактически на словах, которые проявлены в этих методах, которыми эти методы формулируются, Вы приходите к вечной жизни всегда и везде. И вникая в смысл слов, что всегда вроде бы как подразумевает везде, Вы видите, что нужно иногда детализировать какие-то процессы реальности и стараться познать в них внутренний взаимопересекающийся смысл, и иногда усиливать путём, например, добавления близкого по значению слова. И вот в этом нюансе, который, казалось бы, вначале не совсем различим, можно получить вечную здоровую и гармоничную жизнь. В определённых тонкостях даже словообразования, в тонкостях поведения старайтесь находить тонкие струи, тонкие уровни своего развития, своей жизни, своего восприятия и старайтесь их сформировать так, чтобы они в Вашем внутреннем взоре не упускались. В быту, в каких-то ситуациях, где Вы заняты, хотя бы внутренне понимайте, что тонкости ситуации Вы улавливаете и, например, духом, душой, и что в больших каких-то делах, где Вы часто заняты, Вы не упускаете все моменты реальности. Это должно быть заложено на уровне Вашего духа, на уровне Вашей души, и тогда Вы вечны абсолютно. Это будет Вами восприниматься как реальность, которая в действительности и есть, так как в данный момент Вы живёте и при этом осваиваете технологии вечного развития, которые обеспечивают вечную жизнь. Исходя из этого, уже можно сказать, что Вы вечны. Потому как освоение технологий вечной жизни – во многом уже приобретение вечности и определённой гарантии вечности даже на этот момент времени. Потому как наличие достаточного времени вообще гарантирует, что Вы обучитесь вечной здоровой и гармоничной жизни в любом случае. А чем больше Вы принимаете эти технологии, чем больше Вы вкладываете в процесс собственного развития с точки зрения пути вечного развития, тем больше у Вас появляется времени. А большее время значит – ещё большее количество методов Вы можете освоить, ещё более серьёзнее и ещё более точнее освоить технологию вечности и вечного развития, поэтому вполне логично считать, что уже сейчас Вы вечны. Ну а когда Вы заложите в план своей жизни ещё специальное время для того, чтобы ещё изучать эти процессы вечного развития, то здесь можно сказать, что гарантированная Вам вечность ещё и укреплена Вашей собственной волей. А тогда уже можно считать, что практически ничего не может Вас сбить с этого пути, то есть вечность Вами уже достигнута.

Эта форма сознания позволяет практически работать таким образом по управлению, что Вы работаете спокойно, сосредоточенно и всегда достигаете результата.

Aglaia odorata – АГЛАЯ ПАХУЧАЯ – 498 317 219 841 264.
В данном случае, исходя из терминологии данного растения, необходимо использовать запах для обеспечения вечной жизни, вечного развития и для того, чтобы реализовалась Ваша вечная любовь. Изначально нужно исходить из того, что вечная любовь – это Ваше собственное восприятие, Ваша собственная жизнь. Однако познавшие вечную любовь уже всегда остаются с нею. И, исходя из этого, нужно исходить и из того, что можно воспринимать определённые

запахи, соответствующие вечной любви. То есть постараться на логике осмыслить, что запах имеет форму, имеет причастность к определённому лицу или какой-то точке пространства, и при этом можно учитывать, что растения, вообще говоря, воспроизводят те запахи во многом, которые нравятся людям. Исходя из этого, можно структуру запахов рассмотреть как структуру определённого внутреннего развития, которая во многом не зависит от развития личности как таковой, потому как запахи определённо могут нравиться людям, только начинают постигать какое-то светское или духовное образование. И при этом запахи, они как бы во многом уравнивают людей независимо от уровня образования, социального статуса. Часто запахи цветов могут нравиться одновременно всем. Например, запах роз, который нравится одному человеку, во многом можно считать, что может нравиться и другим людям. Или других каких-либо цветов или растений.

Исходя из этого, можно получать определённый принцип в коллективном сознании, который говорит о том, что есть в коллективном сознании определённые области, которые общеприемлемы. И вот, исходя из этого, далее следуют уже методы, которые можно в частном случае использовать для неумирания, воскрешения, омоложения, восстановления организма и вечной здоровой и гармоничной жизни.

Метод неумирания – 498314318541 98.

В данном методе можно применительно к статусу данного растения обобщить неумирание как систему законов, которые реализуются в целом всем обществом. То есть неумирание защищают правоохранительные органы, социальные системы и прочие структуры человеческой жизни и развития. И вот если выделить несущую систему информации во всём этом, то есть – что движет не с точки зрения восприятия людей, а на уровне всего мироустройства, этими процессами, то можно увидеть, что это коллективная фаза, изначально созданная Создателем для неумирания. Изначальный механизм, который заложен внутри любой системы или на пересечении этих систем. И тогда понятно, что мы можем иметь неумирание изучив внутренние структуры функционирования любой системы: социальной, природной или третьей, которая, например, не обозначена в перечне каких-либо явлений. И вот здесь мы приходим к выводу, что неумирание – это, вообще говоря, естественное состояние, которое настигает и свойственно каждому человеку. А вот то, что это состояние постигает каждого человека, например, во сне, в действиях, то здесь можно понять, что это естество человека. И вот когда человек понимает, что он естественно неумираем, он не умирает, потому что он просто сам такой по себе, по своей природе. Вот тогда в данном случае этот метод срабатывает на все сто процентов, то есть не только по отношению к данному человеку, но и по отношению ко всем. Когда человек видит, что он срабатывает по отношению ко всем, он определённым внутренним взором, взором души, уже осознаёт, что он уж точно неумираем, потому что это касается всех. Числовой ряд для неумирания всех **298 041 31 689**. Здесь определённый работает принцип более такого серьёзного момента управления, при котором хочет человек или не хочет, по сути он не умираем. Он имеет неумирание. И здесь уже преодолевается общее понимание того, что якобы существует умирание как системный уровень. Вот при таком рассмотрении как раз таки видно, что всё наоборот, что умирание – это как раз таки нонсенс, то, чего не должно быть. Такое спокойное восприятие этого, что неумирание –

это и есть то, что доступно всем в силу того, что вот живущие сейчас люди этого достигли, они живут, нужно этот принцип распространить на бесконечное время. Окутать всё человечество определённой сферой неумирания и стараться распространять ветви этого явления во все структуры мира.

Метод воскрешения – 498741219847

В данном методе можно рассмотреть принцип определённой двоякости изображения. То есть когда Вы смотрите на какую-то информацию, которая Вас касается, с точки зрения вечного развития, то Вы можете рассмотреть как информацию, которая касается Вас по существу, по основным вопросам, так и информацию, которая как бы вокруг Вас, и она касается Вас косвенно. Таким образом, Вы можете увидеть, что сочетание информации, которая по существу Вас касается и которая касается обусловлено, то есть косвенно, не напрямую, может быть, например, не приводит к каким-то явным следствиям, – это всё уровни одного всё-таки порядка, так как Вы это воспринимаете. Воспринимая всё это на определённом усреднённом уровне, Вы можете посредством числового ряда 491384 регулировать информацию, придавая ей ту или иную значимость. Прежде чем что-то делать или рассматривая какие-то будущие события, Вы можете так себя настроить, что воскрешать можете достаточно лёгким движением мысли. То есть как бы лёгким или вообще просто действительно лёгким, потому что воскрешение и вечная жизнь – это реальность, которая объективно уже должна существовать. Вот Вы смотрите на растение какое-то, например, и при этом Вы воспринимаете это как обычную структуру мира. Вот таким же образом, переводя эту систему восприятия на воскрешённого, Вы достигаете воскрешения того лица, которого Вы хотите. Этот же метод можно, кстати, использовать для профилактики проблемных событий каких-либо, которые могут происходить, например, и Вас, например, напрямую не касаются, но в целом могут касаться каких-то природных явлений. Чтобы не было, например, землетрясений, чего-то разрушительного природного или техногенного. Здесь Вы просто-навсего выводите эту структуру информации на уровень, который Вас или других людей не касается так, чтобы существенно задеть их интересы или там каким-то образом на них повлиять. Таким образом, Вы можете гармонизировать явления окружающей среды на уровне информации, что вполне может приводить к реальным ситуациям управления макросистемами. Ведь воскрешение человека – это тоже макрорегулирование в целом всего мира, изменение определённого уровня информации в сторону вечной жизни. Это однотипность уровня управления, где Вы получаете обязательный эффект.

Метод омоложения – 498317219 814

Метод восстановления организма – 498 642 718491

В данном методе нужно рассмотреть принцип, скажем так, запаха, который приносит здоровье. Вы воспринимаете любой уровень управления таким образом, чтобы Вы могли создавать себе на уровне информации благотворный уровень восприятия информации. В обычном управлении Вы не воспринимаете, может быть запах, а здесь Вы просто искусственно воссоздаёте путём волевой концентрации тот запах, который приносит восстановление организма. Некой свежести, некоего позитивного уровня внешней среды, именно той, которая Вам даёт здоровье. Вы можете даже вспомнить, где-то Вы были на природе или как-то конкретно какой-то запах, который приводит к норме Вашего здоровья. И здесь можно использовать числовой ряд, который данный запах ещё и модулирует, – это ряд следующий **49389151947**. Управление запахами для восстановления организма – это достаточно эффективная и часто общеприменимая практика на уровне физических запахов, например ароматерапия. В данном случае Вы будете использовать своё сознание, чтобы модулировать запахи, которыми Вы восстанавливаете своё здоровье. При этом можно локально информацию, соответствующую запаху, расположить не только на уровне рецепторов запаха, как Вы воспринимаете на физическом уровне, но и переносить информацию, соответствующую запаху, возле конкретной ткани, которую нужно оздоровить. И нормирующее действие запаха будет передаваться напрямую, а не только через органы обоняния.

Метод вечной здоровой гармоничной жизни – 498 713 219648371854

Здесь нужно воспринимать всех людей счастливыми, довольными и такими, что они находятся в условиях хороших запахов, хорошего качества жизни и так далее. То, что соответствует именно вечной здоровой и гармоничной жизни. Поэтому Вы должны здесь понимать, что когда общество в целом не находится ещё в уровне вечного гармоничного развития, вечной здоровой жизни, то существуют лица или ситуации, обстоятельства, которые пытаются сместить этот уровень с вектора данного развития. И Вы должны системно, профессионально находить пути движения такие, чтобы Вас не могли сместить с этого пути. То есть внешнее сопротивление, которое возможно, нужно уметь преодолевать, а для этого нужно действовать и постоянно совершенствовать свои методы, и стараться, чтобы Вы были вечными таким образом, что действуя в направлении вечности, Вы внутренне понимали, что Вы и так вечны. Система определённых, вложенных одно в другое, событий, где первичное событие Ваша естественная вечность, – это событие абсолютно, и ничто на это событие не может повлиять. Вот тогда Вы достигаете более быстро осознания вечности своей на уровне системного восприятия. То есть Вы воспринимаете это как определённое бытовое, событие и действуете дальше, чтобы развиться и обеспечить ещё более эффективно реализацию данного естественного состояния для себя и для всех.

Ailanthus glandulosa – АЙЛАНТ – 548 491 318 479 219
Метод неумирания – 349 719 819 818519

В данном методе следует рассмотреть сущность человека по отношению ко всему живому: в чём предназначение человека с точки зрения обеспечения вечной жизни для всего живого и как это обеспечить. Исходя из принципа неумирания, распространяемого на все явления реальности, можно обнаружить, что обеспечение жизни вечной, например, для растений характеризует определённый поток сознания, то есть тот уровень, который в целом характеризует и человека. И вот когда следственный уровень обеспечивает какое-то действие, то и первичный уровень обеспечивает это же действие. Поэтому здесь можно анализируя числовой ряд этого метода увидеть, что, придавая статус неумирания данным методом растениям, действие своё распространяя на какую-то внешнюю систему мира, Вы одновременно получаете неумирание и себе.

Метод воскрешения – 498317514398

В данном методе Вы рассматриваете структуру своего развития таким образом, что, воскрешая кого-либо, приобретаете опыт восстановления до нормы любого объекта информации, в том числе и приходите к воскрешению растения. И вот когда Вы рассматриваете то, достаточно большое, уходящее в бесконечное прошлое, количество растений, которое нужно воскресить с точки зрения того, что на земле растут уже растения, Вы можете рассмотреть принцип всеобщего доступа Создателя к каждому живому организму. И здесь уже, значит, распространяя уже своё действие, исходя из данного принципа, на какие-то объекты информации, Вы можете получить числовой ряд, который связывает Ваше действие по наблюдению за объектом реальности с тем, что само наблюдение уже управляет в сторону воскрешения, для достижения воскрешения. Числовой ряд – это следующий – **498513 497**.

Метод омоложения – 549813 498 614

В данном методе можно рассмотреть такую систему реальности, которая касается как Вас, так и одновременно всех вместе взятых людей. И это есть определённая область информации, которая соответствует Вашим раздумьям по мироустройству – явным или неявным. Отсюда Вы можете видеть, что Ваша обычная мысль, которая существует в процессе обычной жизнедеятельности охватывает практически всех людей сразу, так или иначе. Мысль каждого человека, она практически вездесуща с точки зрения обменных процессов и занимает то или иное место в системе информации, в пространстве мышления. Поэтому когда Вы хотите познать и понять мысль другого человека в плане омоложения, можно постараться вычислить, просто найти геометрически, где его мысль находится, и передать этой мысли свет вечного развития, вечной молодости. Когда Вы увидите эту передачу, то другой человек, который, например, в этот момент об этом не думает, он получает импульс молодости. Он начинает думать над тем, как добиться возможного улучшения внешнего вида, быть более молодым. И вот этот некий непроизвольный как будто бы импульс, он распространяется и на Вас. Получается, что Вы в данном случае имеете доступ к структуре коллективного сознания, где обобщённая для всех молодость, она фактически заложена. Это как некий кристалл, который практически постоянно находится на одном уровне излучения, и в этом уровне как раз таки и действует молодость на всех. Поэтому когда Вы начинаете рассматривать структуру молодости как систему развития своей личности, то здесь можно видеть, что её в данном случае можно сравнить, эту структуру, с определённым ростом кристалла или с наличием рядом таких же кристаллов молодости. Когда Вы своим взором, своим взглядом, объединяете их в одно целое, получаете, например, сферу, выложенную из кристаллов молодости, то Вы понимаете, что эти кристаллы нужно, как-то сложить именно так, чтобы получилась сфера. Вначале они может быть не совсем точно огранены, чтобы совпасть и получилась из них сфера. Когда начинаете Вы думать, какую огранку придать каждому кристаллу, то вот здесь Вы и получаете саму молодость. То есть молодость в самом мышлении, направленном на омоложение. И этот кристалл знаний Вы получаете как систему омоложения.

Метод восстановления организма – 498517219428.

В этом методе нужно, концентрируясь на первых трёх числах, представлять их сначала в серебристом цвете, а потом в белом. Тогда получается ряд, когда Вы концентрируетесь на первых трёх числах, в серебристом цвете и ряд, когда Вы концентрируетесь на первых трёх числах, – этот же ряд уже в белом цвете, они становятся различными. И отсюда можно получить принцип управления, когда два одинаковых явления становятся различными, если им придать небольшие отличительные свойства. То, исходя из этого принципа,

Вы можете вполне получать здоровую ткань, здоровую материю организма всего лишь навсего тем, что той материи, которая требует восстановления, Вы добавляете отличительный импульс, а здоровую материю выводите как материю, имеющую полную норму в цветовых системах. Таким образом, Вы уже информацию, соответствующую нездоровой материи, удаляете из области восприятия, тем самым Вы оздоравливаете организм.

Метод вечной здоровой и гармоничной жизни – 498317 894.

В данном методе, рассматривая три окончательные числа ряда – восемь, девять и четыре, можно увидеть, что при увеличении на единицу, то есть восемь плюс один равно девять, мы следующим числом имеем четыре, в два раза меньше получается число. Так вот одно действие из числа, исходя из этого наблюдения, может уменьшить первичный уровень числа. Рассматривая таким образом всё число, весь числовой ряд, можно заметить, что каждое следующее число определённым образом влияет на предыдущее и последующее. Исследуя, таким образом, данный числовой ряд, мы можем увидеть, что сама структура числа находится как бы геометрически в центре самого ряда, некая светящаяся точка. По аналогии, находя вокруг человека сферу, потому как число не относится к человеку, следовательно не точка, а сфера должна окружать человека, которая характеризует вечную здоровую и гармоничную жизнь. И мысленно как бы прикасаясь, например, мизинцем правой руки внутренней поверхности сферы, Вы получаете от этой сферы определённую энергию. Со стороны это можно рассматривать как своеобразный большой мыльный пузырь, который переливается всеми цветами радуги, и человек находится внутри и прикасается пальцами к внутренней поверхности. И он должен так прикоснуться, чтобы пузырь не лопнул. То есть принципом данного метода является некая деликатность, нежный точный подход ко всем явлениям реальности. И вот тогда Вы достигаете вечного здорового и гармоничного развития, ну и, соответственно, вечной жизни при этих же условиях – здоровья и гармонии.

Akebia quinata – АКЕБИЯ – 348 514 471 189 894
Метод неумирания – 641018 98

В данном методе нужно рассмотреть ту систему реальности, которая отдалена от Вас и живёт как бы по собственным законам. И Ваша задача – прийти к этой реальности и обеспечить своё пребывание там при любых обстоятельствах. То есть, используя такой принцип, что в чужой, так скажем, монастырь, не идут со своим уставом, Вы приходите и воспринимаете как есть то, что там заложено в этой реальности. Так как слово «монастырь» – это просто к примеру было приведено, то здесь речь идёт просто о том, что другой миропорядок, другое мироустройство не должны являться препятствием для Вас с точки зрения неумирания. И вот этот способ, он помогает посредством числовых концентраций распространить своё пребывание при условии неумирания в любую систему. Практически, возможно, и не изменяя её. То есть никоим образом на неё не воздействуя, а простонавсего точным управлением проживая в ней.

Метод воскрешения – 498317214819

Данный метод по отношению к структуре статичной информации, которая соотносится с растением акебия выглядит следующим образом. Статика растения, которая в данном случае обусловлена физическим ростом в конкретной точке конкретного растения, позволяет жёстко закрепить в мироустройстве ту систему, которая характеризует наличие воскрешённого в данном месте. Исходя из этого, можно делать управление посредством числового ряда, чтобы воскрешённый был именно там, где Вы хотите с ним встретиться на физической системе реальности. При этом ваш уровень мышления, то есть реальность Вашего мышления должна совпадать с системой физической реальности. Представляя себе какое-либо место в структуре Вашего мышления, Вы именно в этом месте на уровне физической реальности должны встретить воскрешённого.

Метод омоложения – 479815514319 89

В данном методе, рассматривая растение акебия с точки зрения фиксации в конкретном географическом месте, геометрическом месте, можно увидеть принцип омоложения, использующий наличие информации о молодых клетках в какой-либо области пространства. То есть растёт, например, растение. Растёт оно таким образом, что сначала оно является молодым, и эта информация где-то закрепилась в пространстве. Вы на уровне сознания выходите на эту систему информации, на определённый пласт информации, область информации, и воспринимаете свечение с этой области. Таким образом Вы омолаживаетесь. Эта техника омоложения, она удобна в тех случаях, когда Вы можете спокойно сосредоточенно воспринимать этот свет, который направлен на Вас.

Метод восстановления организма – 498317219 84.

В данном методе нужно таким образом реализовывать управление, чтобы информация, возникающая от числового ряда при концентрации на нём как на изображении или при мысленном воспроизведении этого ряда, попадала в Вашу правую руку, проходила по уровню плечевого пояса и попадала в левую руку таким образом, чтобы Вы в некоторых случаях на уровне информации воспринимали нагревание ладоней. И вот энергия, возникающая от этого чувства тепла, она и восстанавливает ваш организм. Причём всегда.

Метод вечной здоровой и гармоничной жизни – 489317 894219 48.

Данный метод с использованием указанного числового ряда позволяет видеть своё будущее, распространённое на вечную здоровую гармоничную Вашу жизнь. Здесь сама распространённость, она существует в пространстве восприятия вечным образом. Даже когда бы Вы про неё не вспомнили, она всегда в этом месте. Как картина, которая всегда висит на стене в Вашей комнате. И таким образом, воспринимая вечную здоровую гармоничную жизнь, Вы научитесь этой жизни так же, как Вы можете описать ту картину, которая висит перед Вами.

Albizzia julibrissin – МИМОЗА – 489 371 484 514
Метод неумирания – 217498318491
Метод воскрешения – 614218519317

В этом методе при наличии информации растения мимоза можно рассматривать само растение как структуру проводимости процессов реальности в их сочетании со светооптикой определённой. Светит солнце, идёт фотосинтез, и при этом растение растёт, но внутренние процессы, которые происходят в растении, они не воспринимают солнце напрямую. Растения характеризуются тем, что внешняя поверхность растения воспринимает солнце. И вот клетки, появившиеся внутри растения, но не принимающие сигнала напрямую, это как раз таки принцип, по которому можно построить метод воскрешения исходя из того, что человек, который занимается воскрешением, он на начальном уровне работы может не видеть конкретного воскрешённого в какой-то именно конкретной географической точке, но при этом он понимает, что воскрешённый где-то есть. То есть вот это вот восприятие по аналогии с системой физической реальности, когда солнечный луч физически существует, клетка растения внутри растения физически существует, и человек со стороны смотрит и это понимает. Этот принцип понимания, он распространяется на метод воскрешения и позволяет воскресить исходя просто из понимания каких-то первичных процессов воскрешения. Этот метод, он нужен, часто бывает, в тех случаях, когда нет возможности долго анализировать ситуацию или же когда нужно использовать, например, предупреждающе воскрешение. Человек едет – как практический пример – по дороге и видит, что назревает где-то впереди даже не с ним авария. И он, используя этот метод, вводит управление, и авария, например, не приводит к каким-то фатальным последствиям для тех людей, которые попадают или не происходит аварии. То есть люди выживают. Это один из принципов, когда методы воскрешения нужно рассматривать как методы, предотвращающие нанесение ущерба жизни и здоровью человека.

Метод омоложения – 489371519641

В данном случае этот метод таков, что числовой ряд можно представить окружающим человека, например по типу круга, и человек находится внутри этого ряда и получает от цифр просто омоложение.

Метод восстановления организма – 31948151948

Метод вечной здоровой и гармоничной жизни – 647218219481

Этот метод в данном случае можно рассмотреть как метод соразвития одновременно с другими системами вечного гармоничного развития и при этом увидеть, что в других системах, например в растениях, тоже есть определённый движущий вектор в направлении вечного развития. Отсюда можно рассмотреть такую структуру реальности, что вечное развитие для соразвивающихся в сторону вечности элементов реальности, оно таково, что Вы получаете полезную для Вас информацию, которая усовершенствует лично Вас в вечном развитии. Старайтесь находить аналогию по вечному развитию в каких-либо объектах живых и получать от этого управление по вечной здоровой гармоничной жизни. При этом Вы можете и от объектов, которые не относятся к живой природе, также получать информацию, которая Вам позволит иметь вечную здоровую гармоничную жизнь. Для этого используйте метод отражения от этих объектов. Можно представить, что шарик от тенниса бьётся об камень, и Вы его ловите обратно рукой. Здесь наступает понимание того, что шарик отражён от камня, и при этом Вы внутренне воспринимаете, что камень жёсткий. Такой метод отражения от элементов, которые относятся к неживой природе, Вы можете соответственно получать. При этом если Вы, например, ещё и определённым образом одухотворяете элементы неживой природы, рассматриваете в них какое-то присутствие, сопоставимое с тем, что имеется с точки зрения духовных характеристик человека или живой природы, то Вы тем самым делаете на информации данный объект, например камень, пластичным, который может даже менять на информации форму, чтобы Вам предоставить вечную здоровую и гармоничную жизнь. Это изменение формы вполне может быть таким, что Вас уже ни один жёсткий объект природы, вообще ни одна система, которая вредна для Вашего организма, она Вас уже не поразит. Включая причём и элементы, которые исходят от старения.

Aleurites triloba – СВЕЧА – 914 317 849 671 219.

В данной системе управления важно рассматривать структуру огня, некоей системы свечения, которая присуща вообще живому. И, исходя из этого свечения, стараться определять жизнь очень быстро, то есть внутреннее восприятие жизни рождает жизнь. Это естественное состояние, которое Вы имеете, когда воспринимаете разные формы жизни, которые Вас окружают. Вы именно это и воспринимаете как жизнь.

Метод неумирания – 491 819 47 218.

В данном методе нужно понимать, что наличие живого вокруг – это и есть гарантия Вашего неумирания.

Метод воскрешения – 471 894519 648.

В данном методе можно воспринимать реальность как систему, отражающую какие-то негативные процессы мира. И воскрешение по-любому произойдёт, потому что мир в итоге так устроен, в уровне бесконечного развития всё отрицательное отразится и останутся позитивные процессы.

Метод омоложения – 648974 819

В данном методе можно воспринимать, например, свои руки, своё тело как систему, которая воспроизводит свет молодости. И вот этот свет, он самим же телом и улавливается. Получается, что Вы сами себя омолаживаете.

Метод восстановления организма – 498 747219 814.

В данном методе нужно все ресурсы организма сосредоточить на уровне одной клетки, которая восстанавливает весь организм.

Метод вечной здоровой и гармоничной жизни – 649 783 219 847

В данном методе нужно, чтобы Ваша вечная здоровая гармоничная жизнь воспринималась Вами как система, которая всегда существует не только в Вас, не только Вас касается, но и существует в любой реальности. Где бы Вы не находились и где бы Вы не воспринимали себя вечным здоровым и гармонично живущим. При этом Ваше восприятие – это и есть Ваша реальность через которую можно управлять событиями. Вы должны в данном методе это понимать душой .

Algae – ВОДОРОСЛИ МОРСКИЕ – 498 641 718 491 845
Метод неумирания – 621 471 894 219471

Данный метод характеризуется тем, что Вы рассматриваете неумирание как структуру внешнего мира. Существующий вечное количество времени мир является гарантом неумирания, и поэтому расширьте своё восприятие на весь мир, чтобы любое явление мира в нём было отражено, и Вы получаете неумирание.

Метод воскрешения – 564 798791 498

Данный метод по отношению к растению водоросли морские характеризуется тем, что Вы воспринимаете воскрешённого как всегда существующего и обладающего теми же возможностями неумирания вечной здоровой и гармоничной жизни. Тогда встреча происходит существенно быстрее, и, более того, она по-любому произойдёт на уровне физической реальности, а не только в системе мышления.

Метод омоложения – 489517 219 647

В данном случае метод омоложения пересекается с методом неумирания в той части, что информация, соответствующая омоложению, является элементом метода неумирания, потому как организм должен периодически омолаживаться, чтобы не умирать. И поэтому данный метод, он формируется как подструктура метода неумирания и характеризуется направленностью на омоложение с целью неумирания.

Метод восстановления организма – 398 471 219 894

Данный метод определён тем, что Вы рассматриваете свой организм как совершенно неизменяемую с точки зрения возможного какого-либо поражения чем-либо структуру. Старайтесь к этому привыкать. Привыкание к своему здоровому постоянному состоянию и является сущностью данного метода. Причём привыкать нужно просто в обычном порядке. Как в обычном бытовом уровне жизни, когда Вы к чему-либо привыкаете.

Метод вечной здоровой и гармоничной жизни – 496 891 798 495

Метод определён тем, что Вы здоровую и гармоничную, и вечную жизнь воспринимаете как сущность своего я. Считаете себя изначально вечным не только потому, что, например, Вы какими-то упражнениями реализуете вечную жизнь или чем-либо прогарантировали себе, а потому что Вы действительно являетесь вечным человеком, и это как бы даже и не оговаривается, то есть это аксиома.

Alisma plantago – ЧАСТУХА ПОДОРОЖНИКОВАЯ – 319 478 219 612 814

При работе с этим методом нужно сочетать звук, форму и цвет таким образом, чтобы получить реализацию вечной здоровой и гармоничной жизни конкретно для себя и одновременно для всех.

Метод неумирания – 249 718218 41

В этом методе нужно таким образом увидеть себя со стороны, что Вы сможете контролировать свой образ с точки зрения отдалённых каких-то временных элементов. Вы себя так видите, себе желаете благоприятных обстоятельств, что они все выливаются в неумирание – Ваше и всех окружающих.

Метод воскрешения – 498 217318 484.

Этот метод определён тем, что Вы воспринимаете воскрешаемого как человека, который не имел факта умирания. То есть берёте этот его элемент информации просто и вытесняете с этого человека путём специальных упражнений, действий, путём применения данного числового ряда, соответствующего этому методу. При этом числовой ряд, который ускоряет удаление информации об умирании воскрешённому, он ещё может быть рассмотрен в виде следующих цифр – **389 648 471** – и восприниматься в серебристом цвете.

Метод омоложения – 218 647 298471

Данный метод определён тем, что когда Вы рассматриваете молодость как неизменную структуру мира, то нужно прикладывать определённые усилия, чтобы её добиваться. А если рассмотреть молодость как динамическую структуру мира, то видно, что молодость развивается вместе со всем миром. Можно представить , что когда растение, которое переносят с одного места в другое вместе с грунтом, где оно растёт, пересаживают, то при этом одновременно переносится всё что касается обеспечения жизни растения. Ваша молодость по аналогии, может двигаться одновременно со всей информацией вперёд, потому как свет событий молодости, он всегда сохраняется. И Вы, реагируя на это, получаете омоложение, воспринимаете развивающуюся, по сути, Вашу молодость.

Метод восстановления организма – 498 371 894519641.

Данный метод заключается в том, что Вы рассматриваете числовой ряд как ряд, организующий информацию возле Вас, то есть вокруг Вас, например воздух, окружающую среду. И если Вы рассматриваете, организацию внешней системы по нормированию вечной жизни , пусть даже воздуха возле Вашей, например, левой ноги, то результат мгновенно распространяется на весь организм. Суть метода в конечном итоге в том, что Вы любой элемент реальности, организующийся возле Вас и в отдалении от Вас, можете воспринимать как систему нормализации Вашего здоровья или здоровья другого человека.

Метод вечной здоровой и гармоничной жизни – 498 714219 891

Этот метод характерен тем, что Вы видите вечную жизнь как совершенно явную – как при физическом зрении – определённую жизнь, находящуюся на определённом расстоянии от Вас. Как будто смотрите на горизонт и видите, что там происходит. Такой принцип явного восприятия, он ещё и позволяет посредством ряда 49131847937 рассмотреть детали этого восприятия, как будто Вы смотрите в бинокль и тем самым Вы видите совершенно явно вечную жизнь.

Allium ascalonicum – ЛУК-ШАЛОТ – 498 371 491 864 217

Метод неумирания – 219 848217 491

В данном методе неумирание не является самоцелью, так как Вы и так не умрёте с точки зрения общей идеи Создателя, и при этом никакие обстоятельства не могут привести к Вашему какому-то уровню, где неумирание будет хоть в чём-то приуменьшено.

Метод воскрешения – 491 317284 641

Здесь можно рассматривать структуру внешнего мира как бесконечно удалённую точку от Вашего сознания. И тогда получается, что Вы воспринимаете только сигнал какой-то, который поступает от этого мира к Вашему сознанию, но и этого достаточно, чтобы добиться воскрешения.

Метод омоложения – 648 741219 485 61

В данном случае метод определён тем, что если Вы представите солнце, например, внутри и рассмотрите какие-то процессы, связанные с растениями, – тот же процесс фотосинтеза, процесс, который позволяет солнцу организовывать жизнь на земле, – то Вы можете найти внутренние связи, которые говорят о том, что подобные процессы могут происходить в других точках пространства, в галактиках, вселенных и так далее. Исходя из этого обобществления, Вы можете увидеть то, что Вы молоды уже только потому, что существует огромное количество вариантов развития, и с каждого из них в любой точке мира, в любой вселенной, галактике за счёт сознания Вы можете взять полезную для себя информацию просто-навсего концентрируясь на информации, которая соответствует области, находящейся внутри солнца.

Метод восстановления организма – 498 647319 218.

В данном случае Вы можете восстанавливать организм тем, что, рассматривая какой-то процесс в своём организме, например рост ногтя на мизинце правой руки, Вы понимаете, что силы восстановления, которые присущи Вашему организму в силу определённого развития Вашего организма, они таковы, что они сами могут восстанавливать ваш организм. То есть ноготь на мизинце левой руки, он растёт так же не потому, что Вы постоянно сознанием активируете этот рост, а потому что он растёт за счёт Вашей природы. И здесь, полагаясь на внутреннюю природу организма, на внутренние восстановительные силы, Вы можете восстанавливать организм.

Метод вечной здоровой и гармоничной жизни – 498 618319 814

В данном методе Вы можете вечную здоровую и гармоничную свою собственную жизнь связывать не только со своим мышлением, но и с тем, что есть определённые внешние силы, которые также этому способствуют. И Вам нужно правильно принять действие этих сил и таким образом обеспечить вечную здоровую и гармоничную жизнь.

Allium fistulosum – ЛУК ТРУБЧАТЫЙ – 519 617 891 492 814

Метод неумирания – 219 674894 217

В данном случае метод характеризуется тем, что Вы рассматриваете свет как систему, которая может быть проявлена как элемент физического мира, и одновременно как свет, который можете видеть внутри своего сознания. И вот стыковка света внешнего физического со светом Вашего сознания даёт Вам импульс неумирания, который, бесконечно распространяясь в мире, одновременно затрагивает Вас и создаёт Вам гарантию того, что Вы не умрёте. Также не умрут и другие. Вот эта система реальности, она одновременно Вами как бы проталкивается в информацию коллективного сознания, и при этом Вы понимаете, что независимо от Ваших действий так и будет. Такое психологическое состояние гарантирует неумирание. Точность выбора управления в данном случае определяется именно психологией управления, когда Вы можете свои действия коррелировать таким образом, чтобы неумирание было именно как частью Ваших действий, так и тем, что неумирание Вами достигнуто независимо от Ваших действий.

Метод воскрешения – 519478319411

Данный метод присущ посредством данного числового ряда не только Вам, когда Вы действуете в сторону воскрешения. Свет, который реализуется от этого ряда, воспринимается как реальная система воскрешения другими живыми организмами находящимися рядом с Вами, включая собак и так далее, они начинают синхронно с Вами действовать. Всё живое начинает Вам помогать до достижения результата.

Метод омоложения – 594318 719 841

Для реализации данного метода можно просто указанный ряд

мысленно проговорить, как бы прослушать на уровне сознания, и вибрации, идущие от этого ряда на сферу Вашего сознания, на внутреннюю сферу, и гарантируют Вам омоложение. При правильном исполнении данного метода можно омолаживаться очень серьёзно на длительный период времени.

Метод восстановления организма – 384581219478.

Сущность метода в этом случае заключается в том, что Вы как бы мысленно прочитываете числа числового ряда, однако Вы этого не делаете на уровне сознания. Здесь важно видеть, что это понятие «как бы прочитываете» – это есть действие Вашего духа, совмещённого с действием Вашей души, когда сознание работает над тем, чтобы не воспринимать этот ряд. И вот такое взаимодействие – определённое, динамичное, тонкое, точное, яркое – Вашего сознания с духом и душой говорит о том, что все ваши системы направлены на восстановление. Так Вы можете себя восстановить или другого полностью.

Метод вечной здоровой и гармоничной жизни. Здесь нужно исследовать такой момент, что в природе реальности всей, всего мира, очевидно, есть субъекты, объекты, достигшие вечной здоровой и гармоничной жизни. Чтобы получить информацию от них в качестве примера, который даёт Вам реальную вечную здоровую и гармоничную жизнь, можно использовать следующий ряд – **314 819 218.**

Allium odorum – ЛУК КЛУБНЕНОСНЫЙ – 514 217 298 491 481
Метод неумирания – 498516 719 81

В данном случае метод неумирания реализуется при рассмотрении определённой структуры мира, когда Ваше сознание, накапливая методологию неумирания, развивается тем быстрее, чем больше Вы накопили этой информации. То есть изучение и овладение бо́льшим количеством методов неумирания приводит к тому, что Вы гарантируете многократным образом своё неумирание.

Метод воскрешения – 518 497 298 491

В данном методе Вы рассматриваете воскрешение как удалённую от Вашего сознания структуру мира, но которая есть в первичном импульсе восприятия. Его можно назвать воскрешением мимоходом. Достаточно одного импульса Вашего сознания даже не концентрированного, и воскрешение произойдёт.

Метод омоложения – 498 647218 491

Данный метод реализуется тем, что характерные признаки управления, которые происходят за счёт концентрации Вашего сознания, они в данном случае реализуются на высокой скорости, то есть Вы специально ускоряете управление за счёт управления, например, рядом 549 641218, и данная увеличенная скорость управляющих систем позволяет Вам сохранять молодость.

Метод восстановления организма – 498 713 894 894

Здесь можно применить определённую практику повторного или добавочного импульса для того, чтобы обеспечить восстановление организма. То есть импульс, который один раз направлен на восстановление, можно усилить посредством его более расширенного действия, однако при сохранении первичной формы.

Метод вечной здоровой и гармоничной жизни – 724 678 219 49871

Здесь способ достижения вечной здоровой и гармоничной жизни, начиная с текущего времени, заключается в том, что Вы, рассматривая элементы отдалённой и внутренней реальности по отношению к Вашему сознанию, видите, что внешняя реальность, преобразующаяся с какой-то определённой области информации, попадает во внутреннюю реальность – то, что находится в душе человека – и, отразившись, видоизменяется. То есть Вы за счёт изменения внешних систем, внешнего мира, получаете вечную здоровую и гармоничную жизнь. Но изменение внешнего мира Вы наблюдаете повседневно. Любое действие, которое Вы воспринимаете, и является изменением внешнего в том числе мира. Следовательно, при данном методе рассуждения Вам обеспечена вечная здоровая и гармоничная жизнь при доведении данного метода не только до себя, но и путём прямой передачи информации всем другим людям.

Allium sativum – ЧЕСНОК – 214 893 518 617 881
Чеснок характеризуется в управлении свойствами, заложенными непосредственно в само растение, направленными на обеспечение вечной жизни. В коллективном сознании распространена информация о чесноке, как о полезном продукте. Свойства полезности можно распространить за счёт управления до бесконечности и получить реализацию вечного развития, вечной жизни в структуре вечного развития, так как система вечной жизни, она сама по себе существует именно как система, которая организует биологическую вечную жизнь. А вечное развитие подразумевает, что вечноживущие ещё и развиваются. При этом вечное развитие включает в себя понятие вечной жизни.

Метод неумирания – 641 718 9
Данный метод реализуется концентрацией на том, что если, например, смотреть просто на чеснок длительное время, то можно увидеть определённые импульсы вечной жизни, которые как бы заложены внутрь чеснока, и, распространяя этот метод наблюдения

на другие растения и системы реальности, можно реализовывать неумирание.

Метод воскрешения – 619 718519 498517

При реализации данного метода по отношению к растению чеснок можно использовать информацию чеснока для того, чтобы уменьшить какие-то помехи для воскрешения.

Метод омоложения – 719 647518 498

Данный метод реализуется, когда мы рассматриваем растение чеснок, таким образом, что за счёт определённых эфирных выделений от чеснока, которые мы можем ощущать посредством обоняния, мы можем в структуре запаха, исходящего от чеснока, рассмотреть уровень определённый саморазвития организма в сторону молодости. Эффект на определённом уровне генетического развития организма в сторону молодости. И постараться придать этому процессу больше энергенезированности, тогда происходит омолаживание уже за счёт самого же организма, за счёт внутренних ресурсов.

Метод восстановления организма – 498781519 49.

Восстанавливать организм посредством использования информации чеснока можно таким образом, что мысленно представить чеснок в районе головы; и не воспринять за счёт обоняния, а как бы просто вспомнить запах чеснока. И вот восстанавливающая память, она восстанавливает организм. В данном случае действует информация коллективного сознания о пользе чеснока.

Метод вечной здоровой и гармоничной жизни – 598 641219718.

Данный метод реализуется здесь таким образом, что общая гармония распространяется в плане связей всех явлений мира в направлении вечного развития. То есть гармония общераспространимая – так можно охарактеризовать данный метод. И, ощущая его, человек достигает вечной здоровой и гармоничной жизни.

Allium scordoprasum – ЛУК-РЕЗАНЕЦ – 491 817 894 617 891

Метод неумирания – 671 498 497

Данный метод реализуется таким образом, что Вы воспринимаете отдалённую реальность внутри своего сознания и спокойно варьируете различными элементами реальности, как бы проигрываете вперёд ситуацию. И за счёт того, что Вы производите динамику, в элементе этой динамики и создаётся неумирание.

Метод воскрешения – 648517219498.

Здесь нужно рассматривать воскрешение как процесс, нужный всему обществу, всем живым организмам, и тогда можно рассмотреть различные процессы регенерации. Например, как у некоторых ящериц. Здесь получается, что свойства регенерации, восстановления нужно распространить до бесконечности и получить, что не только из биологической системы происходит восстановление, но и из любой точки пространства.

Метод омоложения – 648724319517

Метод восстановления организма – 628574289391

В данном методе можно восстанавливать организм считая, что организм изначально обладает сам по себе знаниями о том, что Вы будете делать в дальнейшем на уровне своего сознания.

То есть феномен знания, заложенный в организм с точки зрения любых Ваших действий. И тогда Вы синхронизируете свои действия с тем, что знает ваш организм.

Метод вечной здоровой и гармоничной жизни – 49871481

Метод реализуется посредством концентрации на водной глади. Вы представляете, что вода подпитывает растение, и таким образом

© Г. П. Грабовой, 1998

возникает жизнь. По аналогии Вы понимаете, что жизнь вечна, распространяя это наблюдение на всю бесконечную реальность, в том числе на себя самого и на других людей.

Alliaria wasahi – ЧЕСНОЧНИЦА - 318 419 854 671 814

Работая на сознании с данным растением, нужно рассмотреть принцип реализации определённого вида сознания в растении. Когда Вы этот принцип распространите на все явления реальности, Вы сразу поймёте, что то, что относится к живым объектам, обладает определённой сферой обобщения. Все живые организмы на уровне сознания находятся в определённой, совершенно конкретной сфере, которая, вообще говоря, находится на определённом удалении от человека. И когда Вы к этой сфере приближаетесь, то Вы получаете во многом как бы абсолютное неумирание, потому как Вы видите колоссальное количество жизни. Исходя из этого, метод неумирания с использованием чисел **49138954749**, которые усиливают вот этот эффект огромного количества жизней, реализуется таким образом, что даже единичное проявление жизни в виде, например, Вас, гарантирует неумирание как Вам, так и всем другим. Вот такая логически духовная связка в управлении неумирания.

Метод воскрешения – 491384519 471

Реализация данного метода при использовании информации, соответствующей растению чесночница, заключается в том, что Вы рассматриваете воскрешённого как человека живого в определённом промежутке времени, и этот промежуток времени просто увеличиваете до бесконечности.

Метод омоложения – 481 674 219718

Данный метод характеризуется в данном случае при использовании информации, соответствующей растению чесночница, таким образом, что Вы видите молодость, как некие волны, которые периодически затрагивают ту или иную часть организма. Например, затронув Вашу руку или там часть кожи, молодость овладевает вот этими участками. Тогда Ваша задача – просто распространить эту концентрированную молодость на весь организм в целом.

Метод восстановления организма - 498741218519

Этот метод реализуется системой множественных элементов концентрации одновременно. Вы вокруг своего организма стараетесь сконцентрироваться на многих элементах внешней реальности и из каждого как бы к себе притягиваете восстановительные функции, которые восстанавливают ваш организм, ну и организм тех людей, по отношению к которым Вы данный метод используете. Причём данный метод можно использовать для восстановления всех людей. Надо только задаться этой целью, и он распространим будет на всех. Общее повышение здоровья всех людей – это один из элементов вечного развития.

Метод вечной здоровой и гармоничной жизни – 648391598749

Данный метод при рассмотрении растения чесночница определён тем, что Вы можете увидеть свою вечную здоровую и гармоничную жизнь не только за счёт того, что Вы воспринимаете данную реальность в своём сознании, но её объективно видят и другие в своем восприятии. Вам достаточно постараться увидеть, что видят другие, это и обеспечит Вам вечную здоровую и гармоничную жизнь.

Alocasia machroriza – АЛОКАЗИЯ – 498 719 649 712 894
Метод неумирания – 698 712 819498517

Данный метод реализуется в структуре общего бесконечного развития, и в каждом элементе этого развития можно увидеть концентрацию информации, которая характеризует этот метод. То есть Вы внутренним уровнем, уровнем своего сознания как бы подключаетесь к этим системам общего бесконечного развития.

Метод воскрешения – 619 917218 497

Данный метод реализуется направлением использования цветов, форм цвета. Здесь можно таким образом рассматривать данное управление, что есть цвет, например, белый, но есть ещё и форма цвета на уровне информации. Каждому объекту реальности соответствует какая-то форма информации. И вот соприкосновение цвета со своей формой реализует воскрешение. Надо сделать просто усилие сознания, как бы внутри сознания соприкоснуть их, причём так, что в месте соприкосновения возникает восприятие искры огня. По воспринимаемому сознанием теплу идущему как от огня можно определить направление где находится воскрешённый.

Метод омоложения – 495684 319 718

Метод реализуется в системе определённых понятийных конструкций, то есть с точки зрения бесконечных процессов молодость – это есть некая неизменяемая структура. Поэтому нужно в сознании данные структуры просто соединить.

Метод восстановления организма – 694217289514

Здесь реализация метода наступает в условиях соединения бесконечно удалённых событий с теми событиями, которые происходят сейчас. Удаление в бесконечном плане в большей степени касается будущих событий.

Метод вечной здоровой и гармоничной жизни – 398 718 949511

Aloe vulgaris – АЛОЭ ОБЫКНОВЕННОЕ – 498 671 894 971 847

Метод неумирания – 648 713895 478

Понятийная конструкция, которая соответствует данному методу, заключается в том, что люди должны понимать, что то, что приходит к ним на сознании в виде мышления, определённого уровня действий, – это не только то, что они воспринимают в данный момент, но и то, что аккумулировалось ранее. То есть за каждой мыслью, за каждым элементом восприятия содержится нечто более раннее. И вот представляя себе, что ту информацию, которую они воспринимают, можно ещё разделить на более раннюю ступень, то переходя уже к этой более ранней ступени с точки зрения управления всеми процессами, в том числе и будущими, и их более как бы по времени поздней ступени, человек получает неумирание.

Метод воскрешения – 648 712 81947128

Реализация данного метода в данном случае основана на том, что воскрешение рассматривается как процесс саморепродукции мира. То есть так же, как растут растения, и все явления реальности возобновляются, так же и воскрешённый естественным образом воскрешается.

Метод омоложения – 491 378849 471

Здесь омоложение рассматривается как система, охватывающая все явления реальности и одно какое-то локальное явление. Причём на данное локальное явление фокусируются все явления реальности, проецируются, и получается, что по аналогии с тем, как на одно растение может падать несколько лучей света, здесь на одно локальное явление распространяется оптика всех других явлений. И из этого можно сделать вывод, что и тех, которые находятся внутри самого явления. Получается замкнутая система, которая оторвана от времени, что и устанавливает омоложение.

© Г. П. Грабовой, 1998

Метод восстановления организма – 519 647 918 814

Данный метод реализует систему всеобщего вечного развития таким образом, что элементом вечного развития является возможность восстановления организма в любой момент времени независимо от всех обстоятельств.

Метод вечной здоровой и гармоничной жизни – 619 218378 471

Метод реализуется достаточно быстро, то есть с некоторым ускорением, если рассматривать вечную здоровую и гармоничную жизнь как не некую статику, не зависящую просто от любых обстоятельств после достижения методов вечной жизни, но и одновременно рассматривать вечную здоровую и гармоничную жизнь как систему, зависящую от текущих обстоятельств. Тогда понимание этих внутренних связей между гарантированной вечной жизнью и тем, что нужно сделать сейчас, чтобы эту информацию на управлении всё время , то есть реально реализовывать вечную жизнь, - это понимание и позволяет реализовать данный метод.

Alpinia globosum – ГАЛАНГОВЫЙ КОРЕНЬ – 219 491 718 491 219

Метод неумирания – 519 647218514

Метод воскрешения – 647 891319 478

В данном случае метод воскрешения, пересекается с методом неумирания в характеристике того, что умирание не имеет смысла, так как есть воскрешение.

Метод омоложения – 594 793198 841

Здесь метод омоложения определённым образом пересекается с методом воскрешения в том смысле, что омоложение по сути – это система управления временем. И если способы, которые развиты с точки зрения омоложения, распространить на управление временем, то, конечно, человек оказывается живым, любой причём.

Метод восстановления организма – 498 317519 641

Метод вечной здоровой и гармоничной жизни – 319 621798 471

Здесь обеспечение вечной здоровой и гармоничной жизни происходит за счёт того, что когда Вы рассматриваете все явления мира как явления, которые можно осмыслить, по крайней мере воспринять, то, естественно, Вы одновременно рассматриваете и всеобщую гармонию, которая подспудно, внутри всех процессов мироустройства существует. Иначе бы мир, скорее всего, выглядел бы по-другому. И вот восприятие этой гармонизирующей субстанции организовывает Вашу вечную здоровую и гармоничную жизнь.

Alpinia officinarum – ГАЛАНГОВЫЙ КОРЕНЬ МАЛЫЙ – 491 681 294 641 718

Метод неумирания – 319 497518 492 814

Метод воскрешения – 618 713894 917

Метод омоложения – 648 712814 648517

В данном случае омоложение воспринимается как система саморазвития человека, реализуемая таким образом, что человек развивается не только на уровне сознания, а потом перекладывает сознание как управляющую систему для омоложения организма, а так, что одновременно происходит и развитие сознания и омоложение. То есть омоложение происходит как бы самопроизвольно только потому, что где-то в глубине души у человека есть импульс омоложения.

Метод восстановления организма – 498 712519 648

Метод вечной здоровой и гармоничной жизни – 319 61

Althaea rosea – АЛТЕЙ РОЗОВЫЙ – 514 671 891 497 184

Метод неумирания – 214 674819514821

В данном методе нужно рассматривать неумирание как волевую конструкцию личности. Можно настолько укрепить волю, что умирание не происходит.

Метод воскрешения – 4951318564 41

Метод омоложения – 618 721594

В данном методе нужно рассмотреть влияние части организма на другую часть. Например, рассмотреть правое ухо человека и рассмотреть внутреннюю информацию свечения, которое попадает, например, на щёку человека. Тогда получается, что происходит взаимодействие определённых элементов как таковых из-за того, что, они рядом расположены, и за счёт этого происходит омоложение. То есть активировать нужно процессы взаимодействия определённых тканей организма в направлении омоложения.

Метод восстановления организма – 684 713 919854217

Метод вечной здоровой и гармоничной жизни – 378 472919504

В данном методе можно производить такое управление, что наиболее естественно для человека, когда он воспринимает вечную здоровую и гармоничную жизнь, он рассматривает это как позитивную, хорошую для него информацию. И тогда здесь можно увидеть, что вот восприятие позитивной волны будущего и определяет реализацию данного метода с данным в методе числовым рядом.

Amaranthus sp. – АМАРАНТ – 498 712 894 164 719

При реализации числового управления по отношению к данному растению нужно рассмотреть такой фактор, что каждое число может соответствовать какому-то определённому механизму роста и развития растения. В указанном ряде, соответствующем растению, можно выделить конкретное число, которое в информации соответствует вечности растения. По аналогии с любого числового ряда, вообще, можно выделить число, которое соответствует именно вечности человека. И человек воспринимает данное число – он получает неумирание.

Метод неумирания – 298317498714

Метод воскрешения – 619

В данном методе нужно рассмотреть действие, по сути, без числа, то есть само управление через число должно быть настолько скоротечным, чтобы сам метод больше реализовался за счёт просто цели управления, и число не отвлекало от действия Вашего сознания, духа в сторону воскрешения.

Метод омоложения – 218371 498548

В данном случае метод омоложения реализуется за счёт понятий абстрактной реальности, когда человек представляет себе нечто абстрактное. Исходя из этого, то есть из информации, которую он сам, например, придумал, получает импульс омоложения, закладывая в ту абстрактную конструкцию, которую он на уровне представления воспринимает, то обстоятельство, что её излучение даёт человеку омоложение.

Метод восстановления организма – 648541298781

Метод вечной здоровой и гармоничной жизни – 294 715 898217

В данном случае метод вечной здоровой и гармоничной жизни определён также, кроме числовой концентрации, ещё и тем, что Вы можете воспринимать вечную здоровую и гармоничную жизнь и как общедоступную систему, которую можно освоить посредством просто даже ситуационной реакции. То есть рассматриваете

© Г. П. Грабовой, 1998

достижение вечной жизни как несложное действие, не требующее особого какого-то усилия воли.

Amber – ЯНТАРЬ – 498 671 894 672 728

Учитывая, что есть определённое мнение, что происхождение янтаря растительное, что это окаменевшая смола нескольких видов сосен, то в данном случае управление, соотносящееся с янтарём, позволяет реализовать определённый переход между растениями и другим видом окружающей среды, который характеризуется другим состоянием, продуктом преобразования растений. И здесь можно увидеть важный момент развития в целом процессов реальности. Что если предусматривать в своём сознании какие-то области, которые позволяют связать одно явление с другим путём логическим или путём фактическим, событийным например, как в случае янтаря, то можно получить определённую гармонию внутреннего состояния, основанного на том, что логически понятные процессы, они делают человека устойчивым.

В этом случае:

Метод неумирания имеет следующую числовую систему – **219571 298497198** и характеризуется именно тем, что для человека логически всё понятно, соответственно, естественно, он не умрёт.

Метод воскрешения – 594 671 894598 671 941

Данный метод основан также на том, что если длительное время какое-то прочитывать числовой ряд, если он очень длинный, то в какой-то момент возникает психологическое состояние равновесности, нормы событий, и в эту норму входит также и то, что все живы.

Метод омоложения – 419 85147859461

В данном случае метод характеризуется особым действием сознания, определённого тем, что сознание может имитировать любую форму реальности, в том числе, например, рост растений или поведение какой-то третьей среды. В сознании отражаются не только какие-то, например, косвенные, обобщённые или же прямые сведения о происходящихпроцессах, но и сознание обладает способностью точно воспроизводить любую реальность. Вот этим свойством можно как раз и воспользоваться для того, чтобы воспроизвести реальность молодости для самого себя и для других.

Метод восстановления организма – 319 498 654 917

Этот метод характеризуется в данном случае тем, что Вы восстанавливаете свой организм за счёт большого количества внешней информации, то есть притягиваете огромное количество каких-то полезных восстановительно-информационных систем, которые Вы рассматривали вообще во всей внешней реальности.

Метод вечной здоровой и гармоничной жизни – 498 371 219 648 981.

Amomum amarum – КАРДАМОН ЧЁРНЫЙ – 519 674 898 191 518

Метод неумирания – 319481514219

Метод воскрешения – 489713498517

Метод омоложения – 491318519471

Метод восстановления организма – 514317819491

В данном методе можно применить дополнительное управление, относящееся к тому, что человек рассматривает структуру сознания, находящуюся внутри клетки растения, и посредством управления из этой области достигает управления по восстановлению организма.

Метод вечной здоровой и гармоничной жизни – 498513 219481.

В данном методе можно рассматривать структуру вечной здоровой и гармоничной жизни как систему, которая объединяет различные позиции информации по свойствам данной информации. И, рассматривая проекцию различных информационных источников на уровень познания, можно увидеть, что в определённом уровне знания любой источник информации можно преобразовать и привести к желаемой цели, то есть получается, что и к цели вечной здоровой и гармоничной жизни, к реализации данной цели.

Amomum cardamomum – КАРДАМОН ТАИЛАНДСКИЙ – 518 491 217 498 514

Метод неумирания – 218 419318

Метод воскрешения – 468 019 218

Метод омоложения – 491 214 897 189

В этом методе можно применить структуру отдалённой информации, которая касается человека со стороны внешней среды, то есть можно рассмотреть удалённую область информации, которая насыщается бесконечным уровнем событий и, соприкасаясь с кожей человека, омолаживает его.

Метод восстановления организма – 349 817 218 419541

В этом методе можно управление усиливать таким образом, что информация организма воспринимается как структура, которая пересекается с определёнными числами, которые есть в соответствующем ряде по методу восстановления организма. И это пересечение, оно даёт определённый импульс свечения, который и восстанавливает организм.

Метод вечной здоровой и гармоничной жизни – 498 718 14

В данном методе можно рассматривать вечную жизнь как субстанцию, которая непрерывно самовозрождается на уровне информации, и, исследовав область самоорганизации информации, можно организовывать вечную здоровую и гармоничную жизнь.

Amomum medium – КАРДАМОН СРЕДНИЙ – 519 487 218 417 514
Метод неумирания – 319 489 217

В данном методе можно информацию рассмотреть как структуру, которая сама себя организовывает на уровне ячеек, то есть распределить в своём восприятии информацию по системам своеобразных ячеек. Можно увидеть, что когда Вы эти ячейки начинаете мысленно двигать, то между ними возникают определённые связи. Структурой неумирания в данном процессе является то, что линии, которые связывают данные ячейки, они относятся к системам неумирания. Если их связывать как бы сплетая своеобразным образом подобно тому, как плетутся плети например, то можно увидеть, что структура неумирания увеличивается от этих действий. И когда Вы воспринимаете эту систему на уровне управления, то Вы видите, что чем больше таких линий, связанных систем, тем более резервирована система неумирания.

Метод воскрешения – 491 21

В данном методе можно рассмотреть принцип соприкосновения информации, соответствующей воскрешаемому, с системой фиксации растений. Так как растений одного вида бывает много на планете, то возникает обобщённый уровень, касающийся конкретной системы роста данного вида растений, и можно через эту информацию выйти на воскрешённого.

Метод омоложения – 491 218519 214
Метод восстановления организма – 318 471289 478
Метод вечной, здоровой и гармоничной жизни – 494 611891 218

© Г. П. Грабовой, 1998

В данном методе можно рассматривать удалённую информацию от человека как систему, которая его старается настигнуть, и рассмотреть принцип постоянного стремления информации одной области к области другой. Тогда в этом случае нужно уметь одну информацию как бы приостановить, то есть сделать так, чтобы она не имела прямого доступа, а другую, наоборот, активировать, чтобы она имела доступ к человеку.

Amomum melegueta – КАРДАМОН «РАЙСКИЕ ЗЕРНА» – 498 714 891 498 171

Метод неумирания – 384 914891 471

Метод воскрешения – 893 314219 487

В этом методе можно рассматривать все явления мира как систему, которая в конечном итоге преобразуется в следующую систему мира, и рассмотреть, как одни события перетекают в другие, при этом субстанция событий сохраняется. Исходя из этого, можно рассмотреть, что воскрешённый по этим каналам может вернуться в мир физической реальности.

Метод омоложения – 491 218519 491

В данном методе можно рассмотреть всю будущую реальность как систему, которая пересекается со сфероидами, организующими данную реальность. То есть будущее нужно рассматривать не как систему, которая организовывается исходя из текущего или прошлого времени, а рассматривать именно как систему, которая организуется конкретно в будущем времени. Тогда в этом случае получается, что Вы можете сразу, переходя в определённый момент будущего времени, сразу же сделать управление, которое позволит реализовать систему управления таким образом, что Вы можете молодость заложить в систему организации будущих событий.

Метод восстановления организма – 498 317 219471

В данном методе организм рассматривается как система, которая сама может принимать какую-либо отрицательную или положительную информацию и отрицательную может от себя отводить. При этом если ресурс организма такой, что часть отрицательной информации он не сможет вывести, то здесь нужно в управление вводить систему самообучения организма, которая позволит любую отрицательную информацию из организма вывести, тогда организм восстанавливается.

Метод вечной здоровой и гармоничной жизни – 419 217 218 18

Данный метод можно рассматривать также с позиции организации чисел, которые соответствуют этому методу. Можно увидеть ту систему информации, которая организовывает эти числа, и путём корреляции данных чисел организовывать вечную здоровую и гармоничную жизнь.

Amomum villosum – КАРДАМОН ВОРСИСТЫЙ – 514 218 497 214 516

Метод неумирания – 491 218317 28

Метод воскрешения – 491 478598 219648

Метод омоложения – 394 271849 271

Метод восстановления организма – 549 364894 718

Метод вечной здоровой и гармоничной жизни – 498 641789 271

В данном методе можно рассматривать будущие события как систему, которая одновременно пересекается со всеми прошлыми событиями.

И вот этот мощный массив всех прошлых событий может организовать именно ту систему, которую Вы коррелируете в настоящем времени. На уровне управления это напоминает уровень, когда текущую информацию Вы всё время выводите в нужное место и в нужную точку.

**Amomum xanthoides – КАРДАМОН ЖЁЛТЫЙ –
519 248 714 217 491**

Метод неумирания – 641 218549317

В данном методе можно рассматривать систему неумирания как систему, которая может воспроизводиться на уровне восприятия и определённой интеллектуальной деятельности других живых организмов. Тогда достаточно обратить внимание на то, как воспроизводится эта информация, и таким образом можно получать неумирание.

Метод воскрешения – 471 218

Метод омоложения – 478 472598 641

Метод восстановления организма – 641 274812 317

Метод вечной здоровой и гармоничной жизни – 498 271 298 644

В данном методе надо рассматривать структуру развития таким образом, что все будущие события можно рассмотреть как вариант плоского уровня информации, то есть информация, которая находится в виде плоскости в Вашем восприятии, и Вы можете увидеть, что организующая часть данной информации является объемной, напоминающей сферу или другие объемные объекты. И получается, что когда Вы смотрите на информацию, Вы видите только проекционную часть. Вот методом вечной здоровой и гармоничной жизни в данном случае является то, что Вы, переходя за плоскость, то есть переходя за проекционную часть, входите в структуру организации информации в многомерные плоскости и находите такое измерение, которое организовывает Вам вечную и гармоничную здоровую жизнь.

**Amygdalus communis – МИНДАЛЬ СЛАДКИЙ –
498 713 519 481 214**

Метод неумирания – 314812894317

Метод неумирания характеризуется тем, что когда Вы рассматриваете структуру растений, которые находятся возле другого растения, то объединённый эффект двух растений, который влияет на коллективное сознание в плане неумирания, можно рассмотреть и постараться выйти на уровень реализации среди людей данного эффекта, и также регулировать фазу коллективного сознания в направлении неумирания.

Метод воскрешения – 491318549317

В этом методе можно рассматривать воскрешение как систему, которая находится в достаточно устоявшейся спокойной системе управления. И вот когда Вы через данный спокойный уровень начинаете управлять, то любой вариант резкого, быстрого действия приводит к воскрешению, - метод основан на этом.

Метод омоложения – 128491489514

Метод восстановления организма – 648317219712

Метод вечной здоровой и гармоничной жизни – 894381219418

Andropogon schoenanthus – БОРОДАЧ – 514 271 891 249 516

Метод неумирания – 319898519641

Метод воскрешения – 21949758

Метод омоложения – 649148

Метод восстановления организма – 314517

Метод вечной здоровой и гармоничной жизни – 819497

Нужно иметь в виду, что усиление в количестве методов, в плане увеличения количества методов, приводит к тому, что управление становится более эффективным. Прочитывание подряд всех методов книги ускоряет процессы реализации данного метода и вообще вечной здоровой и гармоничной жизни.

Anemarhena asphodeloides – АНЕМАРЕНА – 549 318 314 571 918

Метод неумирания – 219341218

Метод воскрешения – 498513 498

В данном методе пробел характеризуется как система, через которую проходит внутреннее изменение какого-то объекта.

Метод омоложения – 498531219471

Метод восстановления организма – 641015 21948

Метод вечной здоровой и гармоничной жизни – 493181497

Anemone cernua – АНЕМОНА – сон трава – 513 471 216 891 549

Метод неумирания – 649317218481

Метод воскрешения – 349712894171

Метод омоложения – 485164518381

Метод восстановления организма – 68131938414

Метод восстановления организма в данном случае усиливается в реализации, когда Вы рассматриваете индивидуалистические характеристики информации, соответствующей восстановительным процессам. Тогда Вы можете здесь увидеть, что когда идёт управление по уровню вечного развития, то индивидуальность информации, она имеет часто решающую роль. И выявлением признака индивидуальности какой-либо информации – отличием этой информации от другой – можно восстанавливать организм в необходимом месте.

Метод вечной здоровой и гармоничной жизни – 319 21481941

**Angelica anomala – ДУДНИК НЕТИПИЧНЫЙ –
549 481 217 519 491**

Метод неумирания – 264017

Метод воскрешения – 49854131971

Метод омоложения – 42856439818

Метод восстановления организма – 69831721458

Метод вечной здоровой и гармоничной жизни – 36849181971

В данном методе можно рассмотреть структуру вечного развития как взаимосвязанные процессы, внутри каждого из которых есть внутреннее звено, определяющее локальный уровень вечного развития. И если усилием сознания эти структуры вечности объединить в направлении обобщённого вечного развития, то достигается вечное развитие для всех.

**Angelica decursiva – ДУДНИК НИЗБЕГАЮЩИЙ –
519 364 819 574 981**

Метод неумирания – 498743

В данном методе можно определить ту высокочастотную на уровне восприятия систему излучений духа человека, которая воспроизводит в отдалении от физического тела человека полезную для человека субстанцию. И эта субстанция, она информирует человека своевременно, чтобы у него не было проблем на уровне постижения информации, и одновременно совершенствует его в плане овладевания методами неумирания. То есть речь идёт об абстрактной информации, которая позволяет реализовывать неумирание.

Метод воскрешения – 491218514918

Метод омоложения – 49753159841

Метод восстановления организма – 64121451981

Метод вечной здоровой и гармоничной жизни – 318314216819

Apium graveolens – СЕЛЬДЕРЕЙ – 514 812 318 417 819

Метод неумирания – 318471219 28

Метод воскрешения – 349813 49

Метод омоложения – 648 19871947

Метод восстановления организма – 281314981217

Метод вечной здоровой и гармоничной жизни – 61831751941

Метод вечной здоровой и гармоничной жизни, он характеризуется тем, что когда Вы рассматриваете какое-то конкретное растение, то признак вечной жизни находится в Вашем первом уровне восприятия. Если этот уровень сделать охватывающим все дальнейшие события объекта, то Вы уже таким упражнением, таким действием достигаете вечной здоровой и гармоничной жизни как на уровне информации, так и на уровне обеспечения данной информации.

Aplotaxis auriculata – АПЛОТАКСИС – 519 314 819 712 819

Метод неумирания – 281494981

Метод воскрешения – 61851931941

Метод омоложения – 81421789457

Метод восстановления организма – 47819391848

Метод вечной здоровой и гармоничной жизни – 69149859411

В методе вечной здоровой и гармоничной жизни можно рассматривать структуру вечного развития таким образом, что вечность, она как бы наплывает на человека, и при этом можно увидеть, что она имеет определённую внутреннюю сущность, то есть вечность как система, сходная с образом определённым, которую человек может себе представить как-то в виде какого-то объекта информации, обладающего определёнными свойствами. И когда Вы начинаете развивать управление в уровень вечности, то Вы практически входите в определённый уровень контакта с этой информацией, и желательно, чтобы этот контакт был на духовной в том числе основе. То есть не просто воспринимать информацию на уровне сознания и работать с ней, но и постараться одухотворять взаимодействие с информацией вечности.

Apocynum venetum – КЕНДЫРЬ – 598 137 498 814 214

Метод неумирания – 414851 319 71

В этом методе нужно рассматривать структуру будущего мира таким образом, что идёт разделение между структурой мира, относящейся к элементам, которые называются неживой природой, и, значит, отдельная информация, относящаяся ко всему живому. И вот пересечение этих макрообъектов информации создаёт действие Создателя. То есть видно, как Создатель организовывает и то и другое. И вот, созерцая это действие, можно добиться неумирания.

Метод воскрешения – 491218514

Метод омоложения – 8142175198

Метод восстановления организма - 598 641798018

Метод вечной здоровой и гармоничной жизни – 49121728428

В этом методе желательно показать систему управления таким образом, что все явления мира, сосредоточены в задаче обеспечения вечной здоровой и гармоничной жизни каждого человека. И когда Вы видите определённый идеологический принцип развития информации, тот, который заложен именно Вашим мышлением, то Вы находите самого себя в этом объёме информации, как человека и начинаете соответственно формировать вечную здоровую и гармоничную жизнь себе и всем окружающим.

Aquilaria agallocha – АЛОЭ ДРЕВОВИДНОЕ – 549 712 814 918 517

Метод неумирания – 218491318 9

Известно, что алоэ достаточно часто используется для исцеления, и, исходя из такого распространённого уровня знания в коллективном сознании, этот метод можно реализовать таким образом, чтобы когда происходит концентрация на числах, соответствующих алоэ древовидное, то фаза коллективного сознания способствовала бы неумиранию и, более того, обеспечивала неумирание.

Метод воскрешения – 498317 491

Метод омоложения – 814 912

Метод восстановления организма – 648197 98

Метод вечной здоровой и гармоничной жизни – 394 81

Здесь метод вечной здоровой и гармоничной жизни может быть реализован не только через системы сознания человека, но и как определённая субстанция, которая сама по себе развивается и часто в определённых случаях не зависит от сознания. Рассматривая такую структуру мира, можно добиться быстрее вечной здоровой и гармоничной жизни с точки зрения обеспечения этих процессов.

Aralia cordata – АРАЛИЯ – 914 817 319 898 514

Метод неумирания – 217 498 917519

Метод воскрешения – 497 813498 21

Метод омоложения – 398061 78

В этом методе можно использовать систему управления, которая позволяет таким образом преобразовывать информацию, что Вы рассматриваете удалённые по времени в будущее события таким образом, что эти события проецируются не только на информацию, например, текущего времени, но и на информацию прошлого, будущего времени. И затем, делая эти проекции таким образом, чтобы они в сознании объединялись, мы получаем соответствующее управление.

Метод восстановления организма – 514819319 498

В данном методе можно рассматривать информацию таким образом, что когда Вы реализуете бесконечное развитие, то система знаний, которая возникает при этом, она учитывает, например, какие-то текущие, будущие знания. Но если взять на уровне сознания, объединить знания, соответствующие, будущим процессам, текущим процессам, и усилием воли рассмотреть затем, что происходит от этого объединения, то можно получить уже третьи знания. То есть получается, что знания могут проявляться таким образом, что если развивать управление посредством доступа к знаниям за счёт волевого управления, то отсюда можно получить уровень управления, который позволяет фактически воспроизводить знания за счёт просто систем работы с сознанием.

Метод вечной здоровой и гармоничной жизни – 491 918719 491

Arctium lappa – ЛОПУХ – 519 471 218 314 217

Метод неумирания – 648 713219 49

Метод воскрешения – 518 647289 719

© Г. П. Грабовой, 1998

Метод омоложения – 684 27128148

Метод восстановления организма – 547 319819 47

Метод вечной здоровой и гармоничной жизни – 647 19481971

Areca catechu – БЕТЕЛЬНАЯ ПАЛЬМА – 314 813 219 479 816

Метод неумирания – 384219491

Метод воскрешения – 29 47128129

Метод омоложения – 47819431649

Метод восстановления организма – 28149581947

Метод вечной здоровой и гармоничной жизни – 37451489547

Argemone mexicana – МАК КОЛЮЧИЙ – 918 514 319 417 218

Метод неумирания – 284317 819 49

Метод воскрешения – 478531 31949

Метод омоложения – 649712 21847

Метод восстановления организма – 641317 21847

Метод вечной здоровой и гармоничной жизни – 216 31831947

Данный метод вечной здоровой и гармоничной жизни можно реализовывать таким образом в дополнение к числовому ряду, что когда Вы рассматриваете информацию, покрывающую будущие события, то можно увидеть, что эта информация напоминает в определённой степени мыльный пузырь. И вот когда Вы начинаете информацию ненужную Вам обходить, то желательно делать так, чтобы вот это мягкое покрытие будущих событий не было затронуто движением. То есть нужно двигаться в пространстве управления не нарушая структуры необходимых для Вас будущих событий. В этом способе есть усиление данного метода в дополнение к числовому ряду.

**Arisaema japonicum – АРОННИК ЗУБЧАТЫЙ –
491 216 217 319 218**

Метод неумирания – 294 498 71

Метод воскрешения – 285 947 294714

Метод омоложения – 314 81389451

Метод восстановления организма – 398 47129478

Метод вечной здоровой и гармоничной жизни – 314 397518 41

**Arisaema thunbergii – АРОННИК ТУНБЕРГА –
491 217 984 218 317**

Метод неумирания – 478 497197

Метод воскрешения – 495 478318

Метод омоложения – 849 641

Метод восстановления организма – 314 89749

Здесь можно использовать ещё и заложенные природные свойства аронника Тунберга и увеличивать определённые конкретные процессы в организме с целью восстановления.

Например, для повышения обмена веществ можно использовать следующий ряд – **49851784.**

Для получения отхаркивающего, мочегонного действия в методе восстановления организма можно использовать следующий ряд **4938948547.**

При частичном параличе применяется следующий ряд – **49139847.**

При эпилепсии следующий ряд – **89856479318.**

При наличии опухоли, для восстановления организма следующий ряд – **4913183481.**

При нарывах следующий ряд – **853219471.**

Для уменьшения боли следующий ряд – **853389647.**

© Г. П. Грабовой, 1998

Таким образом посредством числовых рядов усиливать можно те полезные свойства, которые, вообще говоря, в данном растении заложены.

Метод вечной здоровой и гармоничной жизни – 314218319714.

**Arisaema ringens – АРОННИК РАСКРЫТЫЙ –
318 491 598 647 895**

Метод неумирания – 319514814713

В данном методе можно рассматривать систему управления таким образом, что уровень неумирания формируется не только волевым усилием конкретного человека, но часто он может быть определён ещё и тем, что какой-либо живой организм имеет такую же целевую систему. И вот если взять и использовать управление, которое основывается на целевой системе другого живого организма, то данный метод, он переводится в управлении в метод таких случайных процессов, когда любой процесс может являться системой неумирания.

Метод воскрешения – 21491489731

Метод омоложения – 497519491

Метод восстановления организма – 51489331947

Метод восстановления организма можно усиливать за счёт естественных свойствароника раскрытого и тогда можно добиваться жаропонижающего действия следующим числовым рядом – **89131489547.**

Общеукрепляющее действие может быть при использовании следующего ряда – **319647318547.**

Метод вечной здоровой и гармоничной жизни – 894318316471

Aristolochia contorta (A. koempferi, A. recurvilabra) – КИРКА-

ЗОН – 849 317 548 491 641

Метод неумирания – 219784384316

Метод воскрешения – 494712814914

Метод омоложения – 681217519318

Метод восстановления организма – 498061

Этот метод можно реализовывать с учётом того, что заложено в самом растении. И если рассмотреть клеточную структуру плодов кирказона, то эта структура напоминает человеческое лёгкое. И тогда получается, что по принципу подобия формы данное, растение можно рекомендовать при каких-либо лёгочных абструктивных заболеваниях.

Для этого можно использовать следующий числовой ряд – **498 781219 748.**

Также можно использовать при геморрое со следующим числовым рядом – **891 497319 64.**

При асцитах со следующим числовым рядом – **218 471294854.**

Можно использовать для общеукрепляющего действия, для этого применять следующий числовой ряд – **314518317741.**

Для тонизирующего эффекта можно использовать концентрации со следующим числовым рядом – **513314819317.**

При мочегонном действии можно использовать следующий числовой ряд – **314318514617.**

Можно использовать в сочетании с женьшенем, тогда получается, что для женьшеня в этом случае будет следующий числовой ряд – **51831749871.**

Надо учитывать, что это ряд сочетания с рядом кирказона, а не только как таковой ряд женьшеня. Здесь важным элементом является наличие того, что ряд сочетания – это уже другой ряд, обознача-

© Г. П. Грабовой, 1998

ющий следующее действие. Таким образом, травы, взаимодействуя друг с другом, воспроизводят числовые конструкции примерно так же, как и человек может путём мышления воспроизвести, воспринять следующий ряд. И числовой ряд взаимодействия с женьшенем, он также даёт общеоздоравливающий эффект.

Для восстановления организма при кишечных расстройствах используется следующий ряд – **49136498171**.

При хроническом поносе – **491219719481**.

При летней диареи – **1948137**.

При дизентерии – **61485429137**.

Также можно использовать информацию кирказона как противоядие от укуса змеи. Для этого нужно концентрироваться на следующем числовом ряде – **495891619718**.

Метод вечной здоровой и гармоничной жизни – 64831721948.

**Artemisia annua – ПОЛЫНЬ ОДНОЛЕТНЯЯ –
894 517 218 497 316**

Метод неумирания – 64871281948

Метод воскрешения –31964721978

Метод омоложения – 64951381968

Метод восстановления организма – 614218317814

В данном случае для жаропонижающего средства можно использовать следующий числовой ряд – **31971251948**. Если рассматривать на информации семена полыни однолетней и проводить числовой ряд с учётом сферы, соответствующей семенам, то можно использовать при туберкулёзе. Для этого нужно использовать такой ряд восстановления организма при туберкулёзе – **21451384981**.

При метеоризме нормализующим элементом является следующий числовой ряд – **21947121851**.

При диспепсии можно добиваться нормы организма следующим числовым рядом – **21849331848**.

При ночной потливости можно использовать следующий числовой ряд для нормализации организма – **38148947181**.

В случае если окружающая среда имеет отрицательные для организма характеристики, то есть какие-то в воздухе существуют взвеси, которые вредны для организма, тогда можно использовать следующий числовой ряд – **619518319417**.

Метод вечной здоровой и гармоничной жизни – 61431281971.

В данном методе нужно рассмотреть взаимодействие начальных двух чисел и двух конечных чисел этого ряда. И можно увидеть, что числовой ряд, он замыкается в сферу, которая в каждой своей структуре имеет само число, то есть весь ряд. Получается, что из ряда создаётся объёмная конструкция, которая в любой точке имеет собственный уровень по сути развития и этот же самый ряд. Поэтому, таким образом, можно рассмотреть воспроизводство своей собственной жизни в любой точке пространства-времени. Кстати, этот принцип, он может быть заложен в структуру создания компьютерных систем, которые также могут обеспечивать вечную здоровую и гармоничную жизнь человека за счёт именно технических средств. Причём данные средства можно использовать как систему управления, например, пространства.

Artemisia apiacea – ПОЛЫНЬ ГРУШЕВИДНАЯ – 514 317 218 491 516

Метод неумирания – 491647819317

В данном методе, с использованием информации полыни грушевидной, можно рассмотреть такой процесс, что если есть какая-то внешняя проблема, возможная для человека, например какие-либо системы, которые могут препятствовать именно развитию систем неумирания, то здесь можно локально рассматривать систему управления. Добавлять ещё один ряд, который уже конкретно реализует неумирание независимо от каких-либо внешних систем. Этот ряд следующий – **51921841**.

Таким образом, возникает метод управления, когда первый ряд, означающий как метод неумирания, стыкуясь с любым другим следующим рядом, уже создаёт устойчивую систему неумирания и позволяет развиваться на уровне управления таким образом, что в любой момент можно сформировать следующий ряд, который усилит действие.

Метод воскрешения – 21491831941

Метод омоложения – 81421771847

Метод восстановления организма – 49614871948

При использовании естественных свойств полыни грушевидной можно добавить следующие методы:

– для восстановления организма при туберкулёзе – **81931721947**;

– для восстановления организма при хронической дизентерии – **81749121864**;

– для восстановления организма при малярии – **831485**;

– для восстановления организма в случае полипов в носу – **398649718**;

– для нормирования организма при геморрое – **51981318**;

– для нормирования организма при укусах ос – **4893648971**;

– для защиты организма в случае атак москитов, например, можно использовать следующие два ряда: **498217** и **694713**. Получается, что сочетание этих рядов противодействуют атакам москитов.

Здесь ещё характерным является то, что можно улучшать свойства пищи, то есть, значит, за счёт управления определенным образом как бы освежать пищу, дезинфицировать её, делать её более приемлемой для организма, и для этого нужно использовать следующий числовой ряд – **481218 49781**.

Метод вечной здоровой и гармоничной жизни – 897314918647.

Artemisia capillaris – ПОЛЫНЬ ВОЛОСИСТАЯ – 684 318 514 971 894

Здесь нужно учитывать, что данная многолетняя полынь, она сохраняет зимой зелень, и здесь можно получить уровень непрерывности, который необходим для бесконечного развития, рассматривая именно непрерывный фотосинтез, происходящий в данной полыни. И, учитывая вот этот уровень непрерывности, можно за счёт ряда **464813519 71** и ряда, который соответствует полыни волосистой, обеспечивать вечное развитие путём концентрации на этих двух рядах.

Метод неумирания – 64351831978

Метод воскрешения – 21464721854

Метод омоложения – 36853849189

Метод восстановления организма – 36851721973

При использовании естественных свойств полыни волосистой можно добиваться следующего эффекта:

– для эффекта жаропонижающего действия использовать можно следующий числовой ряд – **3196491**. Надо учитывать, что само по себе растение также даёт жаропонижающий эффект, поэтому этот ряд, он, по сути, использует свойства растения.

— мочегонное действие можно реализовать с помощью следующего ряда – **3194781**;

— спазмолитическое действие можно получить с помощью следующего числового ряда – **31964975841**;

— противомалярийное средство можно реализовать с помощью следующего ряда – **31961851971**;

— для восстановления организма при желтухе можно использовать следующий ряд – **34962851937**;

— для восстановления организма при дисменореи можно использовать следующий ряд – **514918319617**;

— для восстановления организма при лихорадке можно использовать следующий числовой ряд – **31485471851**.

Метод вечной здоровой и гармоничной жизни – 614218319481

**Artemisia japonica – ПОЛЫНЬ ЯПОНСКАЯ –
491 317 518 471 819**

Метод неумирания – 894317219 81

Метод воскрешения – 64971381973

Метод омоложения – 68931451967

Метод восстановления организма – 89385431968

Используя естественные свойства полыни японской, можно использовать следующий числовой ряд – **51891421978** для увеличения веса.

При вагините можно восстанавливать организм с помощью следующего ряда в данном случае – **481319748**.

Можно использовать сочетание с девясилом. Тогда надо использовать два ряда для того, чтобы восстановить организм в случае малярии. Ряд, соответствующий девясилу, в данном конкретном случае будет – **64831981** – это направленность девясила на восстановление при малярии. И ряд, соответствующий полыни японской, он будет – **49167811**

Метод вечной здоровой и гармоничной жизни – **319041981**

Artemisia keiskiana – ПОЛЫНЬ КРОВЕЛЬНАЯ – **819 491 518 549 617**

Метод неумирания – **219491819714**

Метод воскрешения – **548491498**

Метод омоложения – **31964859181**

Метод восстановления организма – **698514319 81**

При импотенции – **48131949148**

При аминарее – **493839 41989**

Для облегчении послеродовых болей – **51931489314**

Для устранения кровоподтёков и синяков – **539891498671**

Для предотвращения абсцессов – **439598 617**

Метод вечной здоровой и гармоничной жизни – **498713219849**

Artemisia stelleriana vesiculosa – ПОЛЫНЬ ПУЗЫРЧАТАЯ – **316 847 219 548 314**

Метод неумирания – **316498519 81**

Метод воскрешения – **364198519481**

Метод омоложения – **218943519431**

Метод восстановления организма – **819348519361**

При метеоризме – **819 316281294**

При простуде – **893 194318671**

Для восстановления желудка – **314831439895**

Для улучшения роста волос – **346547289781**

При угрях – **498361219317**

© Г. П. Грабовой, 1998

Метод вечной здоровой и гармоничной жизни – 389064

Artemisia vulgaris – ПОЛЫНЬ ОБЫКНОВЕННАЯ – 648 541 219 364 591

Метод неумирания – 214391 218

Метод воскрешения – 36429139659

Метод омоложения – 341897498671

Метод восстановления организма – 381494851368

Для гемостатического действия – **51384931967**

Для антисептического действия – **59836489917**

Для ветрогонного действия – **59431638917**

При кровохаркании – **31468139712**

При дизентерии – **31698519784**

При меноррагии – **217 34916478**

При послеродовых кровотечениях – **49657919451**

При укусах змей – **31869431714**

При укусах насекомых – **29136138951**

Для заживления всех видов ран – **54958121684**

Для заживления язв – **31953889417**

Для устранения режущих болей в желудке – **589691598713**

Для изгнания ленточных глистов – **598316389541**

Для ветрогонного действия – **54913738951**

Для успокаивающего действия – **51316489317**

При желудочных болях – **69131728947**

При родах – **19631854936**

Для обезболивания – **314895894714**

Для противорвотного действия – **564891319718**

Для оздоровления ребёнка – **498518319641**

Метод вечной здоровой и гармоничной жизни – **51831631781**

Artocarpus integerifolia – ХЛЕБНОЕ ДЕРЕВО – **513 849 316 718 516**

Метод неумирания – **89121649**

Метод воскрешения – **317218541**

В данном методе можно рассмотреть процесс развития сознания человека в другую среду. То есть для того, чтобы передать сведения воскрешаемому, а затем воскрешённому, по социальной адаптации, нужно уметь развивать сознание в ту систему, которая не свойственна для неумиравшего. И с помощью числового ряда **698 917** можно развить сознание туда, где сознание передаёт информацию уже третьим системам.

Метод омоложения – **218549619713**

Метод восстановления организма – **518316219 781**

Для охлаждающего действия – **599813 914**

Для тонизирующего действия – **58391428**

В качестве питательного действия – **319814967217**

Для снятия неблагоприятного воздействия алкоголя на организм – **598644219718**

Метод вечной здоровой и гармоничной жизни – **318 912319641**

В данном методе можно рассматривать такую систему развития сознания, когда сознание объединяет любые информационные источники для вечной здоровой и гармоничной жизни. И вот этот принцип объединения, когда он привязан к структуре конкретного растения, в данном случае хлебного дерева, позволяет сосредоточить на цели вечной здоровой и гармоничной жизни практически все происходящие в мире события.

© Г. П. Грабовой, 1998

Asarum forbesi – КОПЫТЕНЬ – 894 316 719 518 516

Метод неумирания – **314218 617218**

Метод воскрешения – **314561891 24**

Метод омоложения – **68531954851**

Метод восстановления организма – **36151381428**

Против лихорадки – **31451638971**

Против кашля – **89317821941**

Против зоба – **56917121964**

Для противоглистного действия – **59819431961**

Метод вечной здоровой и гармоничной жизни – **98916471981**

Asarum sieboldi – КОПЫТЕНЬ ЗИБОЛЬДА – 598 161 318 549 817

Метод неумирания – **949617**

Метод воскрешения – **219 849317218**

Метод омоложения – **612854 219718**

Метод восстановления организма – **854371 219 49**

Для противорвотного действия – **319491218 49**

Для отхаркивающего действия – **549 713**

Для потогонного действия – **698713 81947**

Для мочегонного действия – **589318 914861**

Для слабительного действия – **539 891514317**

При ревматизме – **618214218712**

При эпилепсии – **68959351381**

При полипах в носу – **49859361974**

При глухоте – **389568319714**

При язвах в ротовой полости – **314893914718**

Метод вечной здоровой и гармоничной жизни – **394617218419**

Asclepias sp. – ВАТОЧНИК – 218 561 319 891 516

Метод неумирания – 14948131284

Метод воскрешения – 21451831947

Метод омоложения – 38951731649

Метод восстановления организма – 614217319718

В качестве противоядия – 498319718

При укусах насекомых – 49851621971

При укусах животных – 49721831749

Метод вечной здоровой и гармоничной жизни – 314516219478

Asparagus lucidus – АСПАРАГУС СВЕТЛЫЙ –
317 498 518 491 219

Метод неумирания – 491218 496

Метод воскрешения – 614712814919

Метод омоложения – 24854721981

Метод восстановления организма – 49549721947

Для отхаркивающего действия – 41831638

Для тонизирующего действия – 5148948516471

Для стимулирующего действия – 649581298

Для восстановления желудка – 31481947

При импотенции – 498891689714

Метод вечной здоровой и гармоничной жизни – 489317219

Aspidium falcatum – ПАПОРОТНИК ДРЕВЕСНЫЙ –
364 517 218 474 519

Метод неумирания – 91428

Метод воскрешения – 496517

Метод омоложения – 298458

Метод восстановления организма – 547219644

Метод вечной здоровой и гармоничной жизни – 918581

Aster fastigiatus – АСТРА ВЫСОКАЯ – 314 854 319 478 916

Метод неумирания – 218498519716

Метод воскрешения – 491218518

Метод омоложения – 217

Метод восстановления организма – 69451831978

Для жаропонижающего действия – **314819**

Для противочумного действия – **21453839481**

От дизентерии – **39438121964**

При эпилептических припадках – **31489231978**

При нарушениях пищеварения от переедания – **21489236971**

При передозировке алкоголя – **649718519714**

Метод вечной здоровой и гармоничной жизни – **614218719217**

Aster tataricus – АСТРА ТАТАРСКАЯ – 214 561 218 974 548

Метод неумирания – **264712319481**

Метод воскрешения – **218589964171 984**

Метод омоложения – **248567198548**

Метод восстановления организма – **598381364219**

Для восстановления организма при лёгочных заболеваниях – **314918 216**

При кровохаркании – **419281298849**

При гематурии, то есть при появлении крови в моче – **549691219718**

При послеродовых кровотечениях – **314219819471**

При нарушениях мочеиспускания – **248591319648**

Для успокоения нервной системы – **89519489631**
Для тонизирующего действия – **31854981941**
Метод вечной здоровой и гармоничной жизни – **691218 217**

Aster trinervius – **АСТРА ТРОЙЧАТАЯ** – **849 516 317 854 378**
Метод неумирания – **218641298 47**
Метод воскрешения – **497218519814**
Метод омоложения – **394819519 617**
Метод восстановления организма – **594317819648**
Для остановки кровотечений – **36853919871**
При всех видах отравлений животными ядами – **598516319584**
При малярии – **29416839721**
Для восстановления при неизвестных заболеваниях – **348516319518**
Метод вечной здоровой и гармоничной жизни – **316219519491**

Astragalus hoangtchy – **АСТРАГАЛ** – **518 491 217 516 298**
Метод неумирания – **298316217489**
Метод воскрешения – **614217289491**
Метод омоложения – **698514218513**
Метод восстановления организма – **694291319712**
Для тонизирующего действия – **598513319647**
Для восстановления сердечно сосудистой системы – **51854921213**
Для восстановления лёгких – **51459836147**
Для восстановления бронхов – **513148568**
При длительных хронических заболеваниях – **49854789417**
Для тонизирующего действия – **48153121941**
Метод вечной здоровой и гармоничной жизни – **49851721948**

Atractylis sp. – АТРАКТИЛИС – 481 564 917 854 219

Метод неумирания – **614218319481**

Метод воскрешения – **497519381497**

Метод омоложения – **39489731947**

В данном методе рекомендуется все более ранние числовые системы, которые относились к другим растениям, постараться прописать последовательно и тогда омоложение будет наступать более быстро. То есть вычитывать именно метод омоложения из систем, соответствующих каждому растению.

Метод восстановления организма – 514918319671

Для согревающего действия – **51431689451**

Для восстановления желудочно-кишечного тракта – **318489719471**

В целом метод восстановления организма с учётом полезных свойств растения в данном случае состоит из двух рядов: это – **469712** и второй ряд – **219489719671**. В подструктуре данного ряда уже конкретные действия с учётом свойств растения.

Для жаропонижающего действия – **491514**

Для противовоспалительного действия – **614517589**

Для восстановления при хронической дизентерии – **51648971**

При водянке – **54831641**

При ревматизме – **98964121748**

При потливости – **89631989791**

Для увеличения мужской потенции – **418498519416**

Данное растение можно, исходя из систем, которые соотносятся в коллективном сознании с данным растением, можно ещё и в управление ввести такое понятие, как управление в сторону большей удачи. И здесь данная система позволяет также сбалансировать события, которые соответствуют норме здоровья.

Метод вечной здоровой и гармоничной жизни – 498397398741

Atropa sp. – КРАСАВКА – 394 548 391 749 819

Метод неумирания – **298724319 48**

Метод воскрешения – **26471281974**

Метод омоложения – **948516319816**

Метод восстановления организма – **694548519714**

Для уменьшения боли – **31451838938**

Для длительного обезболивания – **314895319671**

Для восстановления кишечника – **319512519671**

Метод вечной здоровой и гармоничной жизни – **516498519716**

Avena fatua – ОВЕС – 549 641 318 374 891

Метод неумирания – **497516219471**

Метод воскрешения – **48954817**

Метод омоложения – **214978519641**

Метод восстановления организма – **498564219721**

Для успокоительного действия – **497589691397**

Для рожениц, чтобы вызвать сокращение матки – **49851721948**

Метод вечной здоровой и гармоничной жизни – **489317218517**

Averrhoa carambola – КИТАЙСКИЙ КРЫЖОВНИК – 514 219 317 489 516

Метод неумирания – **274218319641**

Метод воскрешения – **49854851971**

Метод омоложения – **274891319648**

Метод восстановления организма – **489647579681**

Для утоления жажды – **598 974**

Для усиления слюноотделения – **58458851971**

Для ослабления жара – **51989131984**

При лихорадке – **854319619714**

Метод вечной здоровой и гармоничной жизни – **648517219498**

Balanophera – БАЛАНОФЕРА – 498 714 219 648 516

Метод неумирания – **497184218678**

Метод воскрешения – **49129431971**

Метод омоложения – **59819859437**

Метод восстановления организма – **38964989817**

Для использования в качестве афродизиака для женщин – **514849519647**

Для усиления образования семени у мужчин – **314589798714**

Для стимулирующего действия и тонизирующего действия при необходимости восстановления желудочно-кишечного тракта – **319718519641**

Метод вечной здоровой и гармоничной жизни – **317219519471**

Balsamodendron myrrha – БАЛЬЗАМОДЕНДРОН – 518 478 549 617 214

Метод неумирания – **219471**

Метод воскрешения – **213**

Метод омоложения – **489549219819 614**

Метод восстановления организма – **219 478 264 19**

Для общеукрепляющего действия – **497 481 71**

Для седативного действия – **518 649 719 81**

Для восстановления при язвах и ранах – **485 641**

Для восстановления при заболеваниях матки и при маточных

кровотечениях – **485 671 481 491**

Для получения эффекта нормализации при истерии – **495 683 91**

Метод вечной здоровой и гармоничной жизни – **514 219 617**

Bambusa sp. – БАМБУК – **698 549 319 718 541**

Метод неумирания – **319 481564**

Метод воскрешения – **485 318 916984**

Метод омоложения – **714 985964 718**

Метод восстановления организма – **548 613 498814**

Для противокашлевого действия – **548 712**

Для противоглистного действия – **485648 19 914**

Для восстановления желудка – **545 894 81**

При ревматизме – **615 019493 41**

При различных заболеваниях в качестве общего восстановительного эффекта следующий ряд – **414851319486**

Для тонизирующего действия – **549681 91**. В данном случае элемент тонизирующего действия усиливается ещё следующим добавочным рядом – **697 516539**. То есть в качестве тонизирующего действия могут быть использованы несколько рядов.

Для антиалкогольного действия – **589 697 841**

Для жаропонижающего действия – **485 671 49754**

При появлении крови в моче – **491 671**

При язвах в ротовой полости – **689 749**

При болезнях глаз – **513 647**

При зубной боли – **894 796**

Для улучшения выработки молока у кормящих матерей – **494 891**

При кожных заболеваниях – **498 719 619 74**

При злокачественных процессах в организме опухолевого типа,

то есть при онкологических заболеваниях – **314894518514**

При болезнях органов дыхания – **548491619714**

При недостатке кремния в организме – **491 48971947**

При недостатке калия в организме – **481649714**

При недостатке кальция в организме – **589 648398671**

При недостатке железа в организме – **685 498719 618**

При судорогах – **498 613851 49**

При эпилепсии у детей – **498 671894 81**

При параличе – **496 498519 64**

Для получения действия в качестве афродизиака – **491 671951 48**

Метод вечной здоровой и гармоничной жизни – 519 618319 714

Barkhausia repens – БАРКХАУЗИЯ СТЕЛЮЩАЯСЯ – 594 471 894 421 671

Метод неумирания – 219 499891 71

Метод воскрешения – 481 485319 617

Метод омоложения – 491 718

Метод восстановления организма – 549 612589 71

Для тонизирующего действия – **498 641789 41**

Для вяжущего действия – **549 891**

Для противолихорадочного действия – **548 47128**

Для общеукрепляющего действия – **491 641718 81**

Для противовоспалительного действия – **894 647831 64**

При геморрое – **498 671219 84**

При раковых опухолях – **491 671219 94**

При лечении дизентерии – **394 813**

При восстановлении организма при дизентерии можно ещё добавлять следующий второй ряд – **219 49871947**

Метод вечной здоровой и гармоничной жизни – 794 897598491

Basella rubra – ПАСЛЕН МАЛАБАР – 319 471 218 479 841

Метод неумирания – 471 498516

Метод воскрешения – 489854491649

Метод омоложения – 319518 471

Метод восстановления организма – 419518 471

Для успокоительного действия – 513614819417

Для болеутоляющего действия при желудочных заболеваниях – 498516817495

Для косметологического эффекта – 494817

Метод вечной здоровой и гармоничной жизни – 694519819471

Begonia discolor (B. evansiana) – БЕГОНИЯ ИСЧЕЗАЮЩАЯ – 394 891 519 748 516

Метод неумирания – 498 617519 481

Метод воскрешения – 495 718519 614

Метод омоложения – 497 894519 81

Метод восстановления организма – 489 719319 684

При ранках в полости рта и при воспалении горла – 481 479519 671

Метод вечной здоровой и гармоничной жизни – 649 719819 671

Benincasa cerifera – ТЫКВА ИНДИЙСКАЯ – 319 548 849 671 498

Метод неумирания – 619314819311

Метод воскрешения – 519584 919471

Метод омоложения – 694895 918 713

Метод восстановления организма – 694 218

Для мочегонного действия – 498 814

Для действия в качестве жаропонижающего средства можно использовать следующий ряд – **498 813319485**

В качестве болеутоляющего действия – **489 471219 71**

Для избавления от прыщей и потницы – **519 671219814**

Для восстановления при почечнокаменной болезни – **598914894814**

Для успокоительного действия – **584319498718**

Для тонизирующего действия – **898548586418**

В качестве событийного управления для предотвращения голода можно использовать следующий ряд – **48939189149**

Для косметологических целей – **498 718**

При гонорее – **498 471219 617**

При болезненных ранах – **491 718519 641**

Метод вечной здоровой и гармоничной жизни – 497 218 498 71

Berberis thunbergii – БАРБАРИС ТУНБЕРГА –
319 471 218 519 641

Метод неумирания – **219815489 614**

Метод воскрешения – **549714319812**

Метод омоложения – **649517218491**

Метод восстановления организма – **319548316471**

Для жаропонижающего действия – **489517319 47**

Для противоглистного действия – **614 718219 71**

Для антисептического действия – **489 617219 714**

Метод вечной здоровой и гармоничной жизни – **594 712898 647**

Beta vulgaris – СВЕКЛА САХАРНАЯ БЕЛАЯ –
498 516 471 894 219

© Г. П. Грабовой, 1998

Метод неумирания – 218 491318
Метод воскрешения – 384 517289
Метод омоложения – 491 714219 617
Метод восстановления организма – 496 718219 71
Метод вечной здоровой и гармоничной жизни – 714 485391 671

Betula alba – БЕРЁЗА БЕЛАЯ – 318 498 516 718 514
Метод неумирания – 214218 619718
Метод воскрешения – 319 714218 419
Метод омоложения – 497 478598 641
Метод восстановления организма – 519 671218 491
Для восстановления организма при желтухе – 498 713819 749
Для восстановления организма при раке молочной железы – 348 471219 671
Для заживления длительно незаживаемых язв – 498 471851 474
Метод вечной здоровой и гармоничной жизни – 598064 017

Bidens parviflora – ДВУЗУБЕЦ МЕЛКОЦВЕТКОВЫЙ – 514 471 219 831 478
Метод неумирания – 164 217218 67
Метод воскрешения – 471 718519 49
Метод омоложения – 514 717819 71
Метод восстановления организма – 479 16421891
При укусах пауков – 51481491758
При укусах змей – 614212319714
При плохо заживающих ранах – 49831721849
Метод вечной здоровой и гармоничной жизни – 714848319718

© Г. П. Грабовой, 1998

Bignonia grandiflora – БИГНОНИЯ – 814 917 219 498 516

Метод неумирания – 218497219478

Метод воскрешения – 31964981948

Метод омоложения – 51421851749

Метод восстановления организма – 619714219817

При нарушениях менструаций – **49871931941**

При анемии и истощении – **498531 49871**

При послеродовых кровотечениях – **497319 819**

Метод вечной здоровой и гармоничной жизни – 614 718917 81

Biota orientalis – ТУЯ – 549 716 318 491 748

Метод неумирания – 364841519 478

Метод воскрешения – 493 841898514

Метод омоложения – 649 781219 719

Метод восстановления организма – 619 713894 748

Для увеличения веса тела – **489 431518 497**

Для восстановления бронхов и легких и в целом дыхательной системы – **498 45148971**

Для восстановления печени – **491 4839841**

При судорогах у детей – **497 891**

При кровотечениях – **614 719**

При простуде – **316 718**

При ревматизме – **649 914219 71**

При паразитарных поражениях кожи – **348 671219 789**

При опухолях – **469 791398 79**

При ожогах – **469 792218 71**

При порезах – **394 681281 79**

Для оволосения кожных рубцов – **491 798519 64**

Метод вечной здоровой и гармоничной жизни – 798 713219 84

**Bletia hyacinthina – ОРХИДЕЯ АМЕТИСТОВАЯ –
478 416 318 498 714**

Метод неумирания – 394617519584

Метод воскрешения – 694317219487

Метод омоложения – 684193854916

Метод восстановления организма – 549581218471

Для успокоительного действия – 584317589

Для восстановления при широком спектре детских заболеваний – 498513 91481

При диспепсии – 318 49121748

При дизентерии – 218 67128973

При геморрое – 384549 714

При малярии – 314892 67

При ожогах – 348971

При ранах – 489 617

При травмах – 479 617219 81

При заболеваниях кожи – 389 671298 49

Метод вечной здоровой и гармоничной жизни – 719 893519 648

**Blumea balsamifera – БЛЮМЕЯ КАМФОРНАЯ –
319 471 284 598 641**

Метод неумирания – 491674894547

Метод воскрешения – 384294519671

Метод омоложения – 689317298594

Метод восстановления организма – 894571298741

Для жаропонижающего действия – 649514894 91

Для противоглистного действия – **594316719 948**

Метод вечной здоровой и гармоничной жизни – **698 712819 649**

Boehmeria nivea – РАМИ – 491 514 319 854 916

Метод неумирания – 497514

Метод воскрешения – 219 418

Метод омоложения – 264281 1

Метод восстановления организма – 719485364531

Для нормализации тонуса матки – **49851489741**

При угрозе выкидыша – **648317219781**

Для успокоительного действия – **693541**

Для мочегонного действия – **894519 61**

Для противовоспалительного действия – **379 718498 71**

Для восстановления организма при ранах – **498 478319316**

При укусах насекомых – **498 671**

При укусах змей – **219 671298 791**

При заболеваниях прямой кишки – **498 712598497**

При восстановлении организма в случае желудочно-кишечных расстройств – **498531 49871**

Метод вечной здоровой и гармоничной жизни – **491 712**

Bombax malabaricum – БОМБАКС – 319 348 549 671 489

Метод неумирания – 381 498

Метод воскрешения – 614 679 71

Метод омоложения – 2841

Метод восстановления организма – 491 478 498 617

В качестве кровоостанавливающего средства при ранениях – **498 713898 491**

Метод вечной здоровой и гармоничной жизни – **648 719519 718**

Boswellia – **БОСВЕЛЛИЯ** – **491 487 519 649 517**

Метод неумирания – **219 478**

Метод воскрешения – **649 719218517**

Метод омоложения – **648 798 914**

Метод восстановления организма – **647 891 719**

Для уменьшения зависимости от курения и для отказа от курения – **498 794894 716**

Для тонизирующего действия – **498 671895 161**

Для общеукрепляющего действия – **519 713289 617**

При лепре – **349 718368 714**

При зобе – **497 489681 71**

При гонорее – **498 614**

При лёгочных заболеваниях – **497 891614 917**

Для нормализации функции спермы – **491 679819 47**

При нарушениях функций мочеполовой системы – **498 471897 41**

Метод вечной здоровой и гармоничной жизни – **713 481219**

Boymia rutaecarpa – **ЭВОДИЯ** – **471 498 516 719 491**

Метод неумирания – **497 89489147**

Метод воскрешения – **464 491319 718**

Метод омоложения – **649 748318511**

Метод восстановления организма – **498713389 417**

Для стимулирующего на организм действия – **48951947**

Для восстановления желудочно-кишечного тракта – **49851321947**

Для противоглистного действия – **48951931971**

При ревматизме – **49851671941**

© Г. П. Грабовой, 1998

Метод вечной здоровой и гармоничной жизни – **619498319718**

Brasenia peltata – **БРАЗЕНИЯ ЩИТОВИДНАЯ** – **319 416 719 514 318**

Метод неумирания – **49189451961**

Метод воскрешения – **219 18**

Метод омоложения – **184 71921**

Метод восстановления организма – **489617219 718**

В качестве противоглистного действия можно использовать следующий числовой ряд – **498514**

Для ранозаживляющего действия – **516478**

При раке – **491517**

При геморрое – **48189147**

Метод вечной здоровой и гармоничной жизни – **719814 917**

Brassica sp. – **КАПУСТА** – **481 475 319 489 516**

Метод неумирания – **67184131948**

Метод воскрешения – **51847121978**

Метод омоложения – **234817548516**

Метод восстановления организма – **54857131981**

Для освежающего действия – **514817**

Для антиалкогольного действия – **489516819717**

Для жаропонижающего действия – **518517519814**

Для молокогонного действия – **319517248318**

Для мочегонного действия – **31851931748**

Для усиления роста волос – **316489217218**

При наличии нарывов и ран – **489319**

При затвердении молочной железы – **51947**

При раке – **47481937**
При дизентерии – **619318519 71**
При ректальном кровотечении – **514813619481**
Для косметологического действия – **498 916**
Метод вечной здоровой и гармоничной жизни – **718 497219813**

Необходимо учитывать, что, когда используются свойства самих растений, которые существуют от природы, и они реализуются с помощью числовых рядов, здесь происходит обучение методам вечной гармоничной здоровой жизни посредством восприятия информации природы уже по существу. Постоянная практика приводит к тому, что организм становится выносливым в плане получения такого типа знаний и при этом осваивает всё большие массивы информации. Поэтому то, что даётся в качестве конкретных управлений в методе восстановления организма, желательно также прочитывать и воспринимать с точки зрения управления.

Broussonetia papyrifera – ШЕЛКОВИЦА БУМАЖНАЯ – 949 817 218 514 918
Метод неумирания – **219471318641**
Метод воскрешения – **584291718 94**
Метод омоложения – **598 713948 21**
Метод восстановления организма – **497 684917 91**
Для тонизирующего действия – **514 813914 618**
Для мочегонного действия – **514 617219**
Для вяжущего действия – **593849**
При расстройствах желудочно-кишечного тракта – **514891**
При гонорее – **361 718**
При нарывах – **491691894**

© Г. П. Грабовой, 1998

При сыпи – **198 948**

При анурии – **894 647 718**

При асцитах – **931 481389 61**

При меноррагии – **514 713813 471**

Для заживления ран – **493 617894 71**

При укусах насекомых – **498 647**

Метод вечной здоровой и гармоничной жизни – 478 219

Brunella vulgaris – ЧЕРНОГОЛОВКА ОБЫКНОВЕННАЯ – 549 717 894 316 894

Метод неумирания – **489 671831 41**

Метод воскрешения – **519 712**

Метод омоложения – **219 714**

Метод восстановления организма – **514 618 719 78**

Для жаропонижающего действия – **489 731219 64**

Для антиревматического действия – **548 671219 48**

Для общеукрепляющего действия – **318 647489 71**

Для тонизирующего действия – **684 714**

Метод вечной здоровой и гармоничной жизни – 689 718

Buddleia officinalis – БУДДЛЕЯ ЛЕКАРСТВЕННАЯ (КУСТ – БАБОЧКА) – 549 714 898 561 917

Метод неумирания – **214 614219714**

Метод воскрешения – **319841**

Метод омоложения – **318,** далее представить серебристый цвет и на этом серебристом цвете чётко выделенные следующие цифры также серебристого цвета – **519 617**

Метод восстановления организма – 498 731 487 481

Для восстановления помутнения роговицы глаза – **491 671294 78**

При поражениях печени – **494 471**

Метод вечной здоровой и гармоничной жизни – **394 671**

Buddleia curviflora – БУДДЛЕЯ ИЗОГНУТОЦВЕТКОВАЯ – 341 854 867 198 491

Метод неумирания – **648 219284 641**

Метод воскрешения – **497 721549 781**

Метод омоложения – **649 731298 71**

Метод восстановления организма – **549 647218 649**

При катаральных явлениях – **49854721949**

При отравлении рыбой – **54951721949**

Для рассасывания застрявших в горле рыбных костей – **498 793598**

При малярии – **497394 71**

При увеличении селезёнки – **649 742814 41**

Метод вечной здоровой и гармоничной жизни – **694 712198 1**

Bupleurum falcatum, Bupleurum octoradiatum – ВОЛОДУШКА – 498 517 394 174 815

Метод неумирания – **479891 641**

Метод воскрешения – **495 793319 78**

Метод омоложения – **497 814517**

Метод восстановления организма – **748 647513 478**

Для жаропонижающего действия – **549 713848**

Для ветрогонного действия – **549 747847**

При заболеваниях желудка – **497 894219 71**

При простуде и кашле – **489 713**

При мышечных болях – **374 718**

При аменорее – **483514**

При воспалениях в грудной клетке и желудочно-кишечном тракте – **481317848**

При острой диарее – **498317**

При послеродовой горячке – **49831649871**

Метод вечной здоровой и гармоничной жизни – 648731984174

Buxus sempervirens – САМШИТ ВЕЧНОЗЕЛЁНЫЙ – 198 541 219 478 317

Метод неумирания – **498718**

Метод воскрешения – **298794761**

Метод омоложения – **21 948 471**

Метод восстановления организма – **694 713894 184**

При трудных родах для усиления родовой деятельности – **489 743389**

При потнице – **898 674**

Метод вечной здоровой и гармоничной жизни – **698 713298 491**

Caesalpinia sp. C. minax – ЦЕЗАЛЬПИНИЯ – 194 897 398 549 671

Метод неумирания – **314 713819419**

Метод воскрешения – **519 718519748**

Метод омоложения – **498 713818 714**

Метод восстановления организма – **498 731498748**

Метод вечной здоровой и гармоничной жизни – **497 478319 697**

Cajanus indicus – КАЯНУС – 498 714 549 871 491

Метод неумирания – **448318 614854 319 718**

Метод воскрешения – **489 71**

Метод омоложения – 364 481219 71

Метод восстановления организма – 648 719519 713

Для использования в качестве противоядия – 489 713219 614 71

Для седативного действия – 314 713

Для противоглистного действия 514617 81

Для отхаркивающего действия – 319 613

Для ранозаживляющего действия – 548 784

Метод вечной здоровой и гармоничной жизни – 319 718516714

Calamus draco – КАЛАМУС – 518 491 614 519 781

Метод неумирания – 548471 619318

Метод воскрешения – 594 781219 79

В данном методе воскрешения нужно рассмотреть такой момент, что при определённом разрушении клеток, например при старении организма, также происходит в управлении воскрешение, восстановление клеток. Поэтому подструктурой метода неумирания является так же и восстановление посредством воскрешения на клеточном уровне в самом организме.

Метод омоложения – 314 713849 718

Метод восстановления организма – 648517219684

При кровотечениях – 49831831949

При ранах – 467489813

Для успокаивающего действия – 549598694718

Для тонизирующего действия – 59871229431

Метод вечной здоровой и гармоничной жизни – 39469871941

Calendula officinalis – КАЛЕНДУЛА ЛЕКАРСТВЕННАЯ – 498 718 519 461 714

Метод неумирания – 214513219618

© Г. П. Грабовой, 1998

Метод воскрешения – 314813894514

Метод омоложения – 398539199481

Метод восстановления организма – 69431721947

При затяжном кровоточащем геморрое – 49831621941

Метод вечной здоровой и гармоничной жизни – 649513894719

Calystegia sepium – КАЛИСТЕГИЯ – 514 318 714 489 516

Метод неумирания – 218713648518

Метод воскрешения – 914

Метод омоложения – 513849516318

Метод восстановления организма – 1

Для тонизирующего действия – 891 498371 64

Для питательного действия – 594 718

Для успокоительного действия – 497 648397

Для мочегонного действия – 518 648714

Для укрепления костной ткани – 319 48931651

Для укрепления сухожилий – 894 897319 61

Метод вечной здоровой и гармоничной жизни – 519 617219 841

Camelia japonica – КАМЕЛИЯ ЯПОНСКАЯ – 489 317 498 514 891

Метод неумирания – 494 895319 641

Метод воскрешения – 598 714319 718

Метод омоложения – 649 814381 471

Метод восстановления организма – 649 472194 848

При кровохаркании – 498 647519 71

При кровавой рвоте – 345 614

При внутренних кровотечениях – 498 617894 178

При ожогах – 49854971389

При ранах – **446 71931951**

В качестве успокоительного средства – **51931961951**

Для отхаркивающего действия – **319713819491**

Метод вечной здоровой и гармоничной жизни – 614517

Camelia thea – ЧАЙНЫЙ КУСТ – 549 318 894 174 918

Метод неумирания – 219491

Метод воскрешения – 2148 471

Метод омоложения – 894 712318 641

Метод восстановления организма – 398 718549 641

При заболевании голосовых связок – **418 713**

Для улучшения зрения – **514 713**

Для укрепления мышечной системы – **319 681**

Для улучшения памяти и повышения умственных способностей – **498 313894 74**

Для улучшения пищеварения – **549 738**

Для нормализации температуры тела – **319 648519 791**

Для нормализации веса – **4951 498**

Для нейтрализации ядов – **497 81**

Для вывода шлаков из организма – **498 713518 649**

При эпилепсии – **498 647213 81**

При язвочках рта – **349 718318 81**

При язвах – **649 713**

Метод вечной здоровой и гармоничной жизни – 198 731894 1

В данном методе, рассматривая управление при таком уровне коллективного сознания, который соответствует чайному кусту, можно увидеть, что при определённых случаях метод вечной здоровой и гармоничной жизни можно практически в основном объёме инфор-

© Г. П. Грабовой, 1998

мации основывать на уровне коллективного сознания, соответствующего растению. Потому как чай распространён, соответственно фиксация наиболее жёсткая в этой фазе коллективного сознания способствует тому, что реализуется здоровая вечная и гармоничная жизнь.

Camphora officinarum (Laurus camphora, Lin. Cinna – momum camphora) – КАМФОРНОЕ ДЕРЕВО – 491 548 319 649 716
Метод неумирания – 218 49831748
Метод воскрешения – 219 714 1
Метод омоложения – 364 718519 64
Метод восстановления организма – 394 18
Для потогонного действия – 418 713
Для ветрогонного действия – 518491
Для седативного действия – 491 81
Для противоглистного действия – 514516
Для противоревматического действия – 314816
Для предотвращения потливости ног – 714 814 71
Для уменьшения зубной боли – 319 418849 71
Метод вечной здоровой и гармоничной жизни – 719 648514

Canarium sp. – КАНАРИУМ – 549 817 219 671 294
Метод неумирания – 49851649718
Метод воскрешения – 519 674 894917 319 814
Метод омоложения – 219 719
Метод восстановления организма – 634 848 71
При желудочно-кишечных заболеваниях – 491 719 81
Для противовоспалительного действия – 491 71

Для антиалкогольного действия – **495 61**

Для вяжущего действия – **498 713**

Для рассасывания случайно проглоченных рыбьих костей – **519 617**

При желудочно-кишечном расстройстве у детей – **514 718**

При сыпи у детей – **319 613**

При герпесе – **498 617219 718**

В качестве тонизирующего средства – **519 617**

В качестве общеукрепляющего средства – **497 481219 617**

Метод вечной здоровой и гармоничной жизни – 714 819218 498

Canavallia ensiformis – КАНАВАЛИЯ МЕЧЕВИДНАЯ – 649 571 218 399 416

Метод неумирания – **248471491**

Метод воскрешения – **619 713**

Метод омоложения – **21 648514**

Метод восстановления организма – **348 394814**

Для улучшения пищеварения – **498 713**

Для укрепления почек – **498 713 498 12**

Для тонизирующего действия – **4916 79 718**

Для восстановления функций пищеварительного тракта – **481 671**

После тяжёлой болезни – **481 791**

Метод вечной здоровой и гармоничной жизни – 648 749218 84

Capsella bursa pastoris – ПАСТУШЬЯ СУМКА – 498 718 319 481 514

Метод неумирания – **619317219 71**

Метод воскрешения – **498 714**

Метод омоложения – **519 714**

Метод восстановления организма – 518 614 918 12

Для восстановления печени – **485 64871**

Для восстановления желудка – **319 714848**

Для восстановления при желудочно-кишечных расстройствах – **481 719518**

Для восстановления глаз в случае воспаления глаз – **319519 617**

Для улучшения зрения – **484 417**

При паразитических червях – **319 481**

При дизентерии – **814 617**

Метод вечной здоровой и гармоничной жизни – 398519 614

Capsicum annuum – ПЕРЕЦ КРАСНЫЙ – 514 817 294 361 981

Метод неумирания – 398 712

Метод воскрешения – 494818

Метод омоложения – 291942 18

Метод восстановления организма – 614894519718

Для стимулирования пищеварения – **49151941**

Для улучшения обменных процессов в организме – **49181 81**

Для потогонного действия – **497 718**

Метод вечной здоровой и гармоничной жизни – 491 719819 614

Carduus crispus – ЧЕРТОПОЛОХ – 481 217 298 549 317

Метод неумирания – 294489712

Метод воскрешения – 514 69851871

Метод омоложения – 368389719 12

Метод восстановления организма – 219 64 913

При ревматизме – **498519 48**

При язвах – **493 471**

Метод вечной здоровой и гармоничной жизни – 519 618319 711

Carex macrocephala – ОСОКА КРУПНОГОЛОВЧАТАЯ – 318 471 219 498 617

Метод неумирания – 314513 81

Метод воскрешения – 594 713 814 1248

Метод омоложения – 319 648895 641

Метод восстановления организма – 348 647894 713

При истощении организма – 314 713894 61

Для снятия тошноты – 318 647518

При отсутствии аппетита, для нормализации аппетита – **481 46174881**

При сильных физических нагрузках для восстановления организма – **481 471**

Метод вечной здоровой и гармоничной жизни – 496 718

Carica papaya – ПАПАЙЯ – 819 314 598 671 891

Метод неумирания – 493 6148941514

Метод воскрешения – 298 498 71

Метод омоложения – 319 713894 748

Метод восстановления организма – 684 713894 71

Для общеукрепляющего действия – 313 498 71

Метод вечной здоровой и гармоничной жизни – 398 671 498 781

Carpesium abrotan oides – КАПУСТА ЗЕМЛЯНАЯ – 514 981 319 479 816

Метод неумирания – 219314819517

Метод воскрешения – 498 614219 718

Метод омоложения – **496 713814834**

Метод восстановления организма – **514 617219 814**

Для укрепляющего действия – **498514**

Для мочегонного действия – **518516498 713**

Для отхаркивающего действия – **514489518487**

Для антигельминтозного действия – **498 473894 47**

Для ранозаживляющего действия – **514564819 71**

При цинге – **495 718**

Для противоглистного действия – **518 714**

При малярии – **481 714**

Метод вечной здоровой и гармоничной жизни – **485 718514 714**

Carthamus tinctorius – САФФЛОР – 494 517 219 496 148

Метод неумирания – **294517894 19**

Метод воскрешения – **895 74**

Метод омоложения – **219 647**

Метод восстановления организма – **319 648**

Для стимулирующего действия – **514831 48**

Для седативного действия – **48561481**

Для укрепляющего действия – **514851**

Для нормализации месячных – **514814519**

Для отшелушивающего действия – **51931751831**

Для слабительного действия при запорах – **34851354831**

Метод вечной здоровой и гармоничной жизни – **498 714814**

Caryophyllus aromaticus – ГВОЗДИКА – 319 714 894 516 718

Метод неумирания – **319 781**

Метод воскрешения – **489 641**

Метод омоложения – 219 728

Метод восстановления организма – 498 713

В методе восстановления организма можно использовать следующий ряд, представляя этот ряд в в серебристом свете – **314 813 489 71**

Для стимулирующего действия – **519 617**

Для ветрогонного действия – **574 648**

Для нейтрализующего действия – **539798**

Для тонизирующего действия – **894574198491**

Для противоглистного действия – **594713894371**

При заболеваниях желудка – **49831831981**

При диарее – **614517**

При холере – **54871937**

При кишечных расстройствах у детей – **518568147**

При маточных кровотечениях – **964819317**

При бесплодии – **89451321971**

При тошноте и рвоте – **49381384**

При носовых полипах – **898916 1**

При язвах – **614317**

При трещинах сосков – **31851851971**

При болезнях зубов – **498 17**

При укусах скорпиона – **493 61**

При излишней потливости – **848 71947**

Метод вечной здоровой и гармоничной жизни – 648 71

Cassia mimosoides – КАССИЯ ЗАПАДНАЯ – **594 318 497 584 547**

Метод неумирания – 614 1

Метод воскрешения – 918 749319 64

© Г. П. Грабовой, 1998

Метод омоложения – **298 71**

Метод восстановления организма – **648 749 71**

При герпесе – **219 614 78**

При фурункулах – **319 649814**

Метод вечной здоровой и гармоничной жизни – **5980647181**

Castanea vulgaris – КАШТАН ОБЫКНОВЕННЫЙ – 498 547 894 371 894

Метод неумирания – **219 67**

Метод воскрешения – **497 81**

Метод омоложения – **943 78**

Метод восстановления организма – **694 71 72 98**

Метод вечной здоровой и гармоничной жизни – **496 893 894 71**

Catalpa bungei (C. kaempferi) – КАТАЛЬПА – 594 317 894 564 178

Метод неумирания – **319 649**

Метод воскрешения – **598 731**

Метод омоложения – **581 794 98**

Метод восстановления организма – **649 73849 78**

Для противоглистного действия – **519 64**

Для стимуляции заживления язв – **548319**

Для уменьшения раковых опухолей – **318549316**

Для полного излечения от раковых опухолей – **514219 64**

При карбункулах – **498 71**

При опухолях – **894 71 78**

При абсцессах – **349 617 78**

При помутнении роговицы – **149 64**

При бронхите – **319 78 49718416**

При эмфиземе лёгких – **318 47194671**

Метод вечной здоровой и гармоничной жизни – **497 89219 64**

Cecrodendron fortunatum – ЦЕКРОДЕНДРОН – **218 531 491 647 819**

Метод неумирания – **21948 6**

Метод воскрешения – **91 74**

Метод омоложения – **219 4 71**

Метод восстановления организма – **64981351471**

Для улучшения зрения – **54831971**

Для успокоения нервов – **549 71 49**

Для мочегонного действия – **54968 7**

Для уменьшения сонливости – **491 49 719798**

Метод вечной здоровой и гармоничной жизни – **534 78198 64**

Cedrela sinensis – ЦЕДРЕЛА КИТАЙСКАЯ – **184 916 394 178 191**

Метод неумирания – **684 71 198**

Метод воскрешения – **219841**

Метод омоложения – **549317218479**

Метод восстановления организма – **648 71914218**

Для ветрогонного действия – **814 71**

Для нейтрализующего действия – **514814718 2**

При облысении – **614219 71**

При кишечных расстройствах – **56481 4**

При меноррагии – **548 49198 41**

При родовых кровотечениях – **164 78**

При гонорее – **614 71**

При заболеваниях глаз – **198 78**

Метод вечной здоровой и гармоничной жизни – 391491 1

Celosia argentea – ЦЕЛОЗИЯ СЕРЕБРИСТАЯ – 891 416 317 548 194

Метод неумирания – 841 198471

Метод воскрешения – 194 71 2 47

Метод омоложения – 468 79 89 71

Метод восстановления организма – 619 81498 89

Для восстановления при ранах – **49184**

Для восстановления при открытых травмах – **461398**

При кожных раздражениях – **614 78**

При чуме – **314 71**

Для противовоспалительного действия – **549614**

Для антигельминтного действия – **514854**

Для ранозаживляющего действия – **614 71**

Для тонизирующего действия – **648 78**

При носовых кровотечениях – **643148**

При глазных болезнях – **649 71**

Метод вечной здоровой и гармоничной жизни – 497 89

Celosia cristata – ЦЕЛОЗИЯ ГРЕБЕНЧАТАЯ – 218 491 794 564 191

Метод неумирания – 249517

Метод воскрешения – 314854

Метод омоложения – 298471

Метод восстановления организма – 648319 71

При заболеваниях крови – **648517**

При кровотечениях – **814 71 78**

При геморрое – **649 67714**

При меноррагии – **194397 78 64**

Метод вечной здоровой и гармоничной жизни – 419 71

Celtis sp. – КАРКАС – 418 479 594 316 481

Метод неумирания – **189641**

Метод воскрешения – **59471384**

Метод омоложения – **219471**

Метод восстановления организма – **594291719481**

В данном методе эффективно использовать сигнал от всех растений каркас, которые известны на планете, для того чтобы получить восстановление организма.

Метод вечной здоровой и гармоничной жизни – **748513948149**

Cercis chinensis – БАГРЯНИК – 491 318 549 671 894

Метод неумирания – **21494**

Метод воскрешения – **513818**

Метод омоложения – **479317**

Метод восстановления организма – **648 71**

При болезнях мочевого пузыря – **319 64**

При укусе бешеной собаки – **498 71 918 49**

Для изгнания всякого рода паразитов из организма – **489549 71**

При родовых кровотечениях – **619 71**

При геморрое – **819 79**

Метод вечной здоровой и гармоничной жизни – **619 78**

Chamaerops excelsa – ПАЛЬМА ХАМЕРОПС – 418 471 319 694 518

Метод неумирания – **648149**

© Г. П. Грабовой, 1998

Метод воскрешения – **497518**

Метод омоложения – **21949**

Метод восстановления организма – **641 71**

При дизентерии – **64851731**

При кровотечениях – **819 64**

Метод вечной здоровой и гармоничной жизни – **718 74918 94**

Chavica betel – БЕТЕЛЬ – **318 471 219 648 517**

Метод неумирания – **948711**

Метод воскрешения – **64854918**

Метод омоложения – **589742**

Метод восстановления организма – **319 64 18**

Для ветрогонного действия – **51941**

Для стимулирующего действия – **516 71**

Для общепрофилактического действия – **549 78**

Против малярии – **614517**

При порезах – **48971**

При наружных опухолях – **21967**

При кожных травмах с зудом – **491489**

При увеличенных гландах – **519 61**

Метод вечной здоровой и гармоничной жизни – **798 91**

Chavica roxburghii – ПЕРЕЦ ДЛИННОСТЕБЕЛЬНЫЙ – **148 475 319 649 181**

Метод неумирания – **219 71**

Метод воскрешения – **948 78**

Метод омоложения – **291 8**

Метод восстановления организма – **648 78148 99181 9**

Для стимулирующего действия – **51481**

Для тонизирующего действия – **518 64**

Для улучшающего пищеварение действия – **548 74**

При заболеваниях внутренних органов – **54849**

При заболеваниях почек – **48 9**

При заболеваниях органов мочеполовой системы – **491 78**

При бесплодии женщин – **497 71**

Метод вечной здоровой и гармоничной жизни – 498 79

Chenopodium album – МАРЬ БЕЛАЯ – 416 489 518 748 541

Метод неумирания – 218 91648 7

Метод воскрешения – 549 71

Метод омоложения – 219 78

Метод восстановления организма – 649 81 91 2 1 94

При укусах насекомых – **498 61**

При веснушках – **471 89 98**

При солнечных ожогах – **478 74**

В качестве противоглистного средства – **491489 1**

Метод вечной здоровой и гармоничной жизни – 497 89 64

Chimonanthus fragrans – ХИМОНАНТУС – 198 541 294 316 518

Метод неумирания – 691498

Метод воскрешения – 594318718

Метод омоложения – 293194

Метод восстановления организма – 598641219478

Для жаропонижающего действия – **481 98**

Метод вечной здоровой и гармоничной жизни – 491319619 71

Chloranthus serratus – ХЛОРАНТУС – 184 416 489 798 147

© Г. П. Грабовой, 1998

Метод неумирания – 216514

Метод воскрешения – 316498 71

Метод омоложения – 218 47317

Метод восстановления организма – 498 61 98

При паразитических заболеваниях кожи – 49831947

При инфицированных язвах и ранах – 47964981

Для изгнания глистов – 61949 61

Метод вечной здоровой и гармоничной жизни – 894 71

Chrysanthemum coronarium – МАРГАРИТКА – 814 948 518 471 218

Метод неумирания – 649181

Метод воскрешения – 519317 618 798 64

Метод омоложения – 219 78319 77

Метод восстановления организма – 1019048541 98

Для улучшения пищеварения – 498514 71

Для общеукрепляющего действия – 514 81

Метод вечной здоровой и гармоничной жизни – 495319718

Chrysanthemum sinense – ХРИЗАНТЕМА КИТАЙСКАЯ – 594 164 819 317 549

Метод неумирания – 219 64 78541

Метод воскрешения – 918 49 91 98

Метод омоложения – 219 47298 67

Метод восстановления организма – 548 78 94 71

Для очищения крови – 519 89

Для улучшения кровообращения – 619491 79

Для укрепления организма в целом – 594 89 49 71

При простуде – **479 61**

При головной боли – **619 94**

При воспалении глаз – **648 78**

При выпадении волос – **491519619**

Для нормализации цвета волос в случае поседения волос – **49819431947**

При расстройствах пищеварения – **648519 71**

При сосудистых и нервных заболеваниях – **614 89 78**

Для сохранения и восстановления жизненно важных функций организма – **49451381941**

При задержке менструации – **614518**

Против рака – **491647**

При увеличенных гландах – **748598**

Для антиалкогольного действия – **54831864**

Метод вечной здоровой и гармоничной жизни – 519 64894 18

Cichorium sp. – ЦИКОРИЙ – 149 514 218 549 617

Метод неумирания – 219 64 84 18

Метод воскрешения – 514 78 1

Метод омоложения – 219 78 94 6

Метод восстановления организма – 784 6 18

Метод вечной здоровой и гармоничной жизни – 498 21 74

Cinchona – ХИНИНОВОЕ ДЕРЕВО – 514 891 218 496 149

Метод неумирания – 64831451981

Метод воскрешения – 518 41

Метод омоложения – 718 49 81741

Метод восстановления организма – 698 38 41

Для антиалкогольного действия – **489 64 8**

Метод вечной здоровой и гармоничной жизни – 684 78

Cinnamomum cassia – КОРИЦА (КАССИЯ КОРИЧНАЯ) – 414 864 519 648 716

Метод неумирания – 491893

Метод воскрешения – 198641

Метод омоложения – 398541 64 78498

Метод восстановления организма – 649 71219 4

Для восстановления желудочно-кишечного тракта – **498318514 1**

Для стимулирующего действия – **481 6**

Для ветрогонного действия – **49641**

Для вяжущего действия – **519 7**

Для седативного действия – **218 94 8**

Для тонизирующего действия – **471 6**

При коликах – **4984719**

При чрезмерной потливости – **618 71**

При послеродовых осложнениях – **491 78**

При задержке родов – **149 6 98**

При змеиных укусах – **194 64 8**

Для улучшения кожи и придания ей молодого и здорового вида – **491819417**

Корицу можно рассматривать как элемент, который в сочетании с другими средствами создаёт условия для вечной жизни.

Метод вечной здоровой и гармоничной жизни – 489513819471

В одном из древнекитайских трудов говорится, что если человек принимает корицу с кленовым листом подряд восемь лет, то он приобретает способность ходить по воде, не стареть и жить вечно.

В данном случае, используя числовые концентрации, можно также производить управление, которое из материальных систем, о которых написано в древнекитайском труде например, переводит систему вечной жизни на систему концентраций через сознание.

Citrullus vulgaris – АРБУЗ – 948 547 219 649 517
Метод неумирания – 21864719 98
Метод воскрешения – 394 68 71
Метод омоложения – 219 8316 4

При реализации управления в подструктуре информации арбуза нужно учитывать, что для наиболее эффективного и быстрого омоложения зачастую требуется создание спокойных условий доведения информации омоложения до клеточного уровня, до всего организма. В отношении концентрации на числах, соответствующих арбузу, можно увидеть, что это обеспечивается, и любая мысль доводится до реализации. Следовательно омоложение ускоряется.

Метод восстановления организма – **498 64719 8**

Для успокоения кашля – **498 71**

Для восстановления организма при воспалении дыхательных путей – **619 7**

Для способствования пищеварению – **519 64 74 8**

Для восстановления гортани – **819 64 71**

Для восстановления пищеварительного тракта – **51431981941**

Для восстановления полости рта при наличии язвочек – **498 64 71**

Метод вечной здоровой и гармоничной жизни – 519 84 6471

Citrus sp. – ЦИТРУС – 184 596 491 384 561
Метод неумирания – 218491

© Г. П. Грабовой, 1998

Метод воскрешения – 51479121898

Метод омоложения – 234154841459 61 89

В данном методе можно увидеть, что с наращиванием скорости управления по неумиранию, воскрешению, омоложению можно рассмотреть, что знания увеличиваются не только путём пропорционального порядка за счёт просто накопления количества знаний, а увеличиваются так же специальным, феноменальным образом, когда Вы имеете сразу же доступ к нужному знанию. Поэтому осваивая методы Вы можете сначала выбрать из них наиболее быстро реализуемые Вами с, а затем применять другие ряды возможно требующие время на изучение.

Метод восстановления организма – 68451351481

Для восстановления бронхов – **194513**

Для отхаркивающего действия – **4818541**

Для восстановления желудочно-кишечного тракта – **47 8941**

Для стимулирующего действия – **51948147**

Для спазмолитического действия – **461 81 64**

Для противовоспалительного действия – **48319647**

При истощении – **8945196419**

При отдышке у людей пожилого возраста – **618317 49**

При отравлении рыбой и раками – **648519 61**

При раке груди – **48531861**

Для ветрогонного действия – **49851647831**

При тошноте – **493 71**

При расстройствах органов мочеполовой системы – **48541**

При варикоцеле – **48131941**

При нарушениях менструального цикла – **48121947**

При язвах – **61431948**

При раковых опухолях – **31948516 81**

Метод вечной здоровой и гармоничной жизни – **21906481**

Clausena wampi – КЛАУЗЕНА – 481 219 648 549 171

Метод неумирания – **491519 61**

Метод воскрешения – **491219 64**

Метод омоложения – **289481 98**

Метод восстановления организма – **648 71218 79**

Для улучшения работы пищеварительного тракта – **49151931751**

Для антигельминтного действия – **81454519489**

Метод вечной здоровой и гармоничной жизни – **51456831971**

Clematis graveolens – КЛЕМАТИС ДУШИСТЫЙ – 318 491 219 648 541

Метод неумирания – **218 81219 64**

Метод воскрешения – **491 89319 8**

Метод омоложения – **318641 89 71**

Метод восстановления организма – **749 89698 71**

При заболеваниях горла – **498 61**

После укусов змей – **419 7**

После укусов собак – **3498 79**

В случаях кровотечения из горла – **691493**

При кровотечениях из желудка – **498561**

Метод вечной здоровой и гармоничной жизни – **49121971947**

Clematis minor – КЛЕМАТИС МАЛЫЙ – 316 518 349 361 498

Метод неумирания – **214 61 891**

Метод воскрешения – **498 79 68**

© Г. П. Грабовой, 1998

Метод омоложения – **219 64 71**

Метод восстановления организма – **914 78 648**

Для противомалярийного действия – **498 71**

Для мочегонного действия – **948 98 71**

Для противоревматического действия – **491 68 1**

При запорах – **498619 7**

Для антипростудного действия – **48961947**

Метод вечной здоровой и гармоничной жизни – **498 61 98 8**

C. paniculata – КЛЕМАТИС МЕТЕЛЬЧАТЫЙ – 319 481 589 674 218

Метод неумирания – **491516**

Метод воскрешения – **498 71**

Метод омоложения – **518 74 84**

Метод восстановления организма – **614 78 91**

Для восстановления организма при золотухе у детей – **48951948**

При отравлениях – **49851**

При помутнении роговицы глаза – **849614**

Метод вечной здоровой и гармоничной жизни – **519 49 67**

Cnicus japonicus – ВОЛЧЕЦ ЯПОНСКИЙ – 218 471 849 216 218

Метод неумирания – **249371849**

Метод воскрешения – **284 498 719 1**

Метод омоложения – **481 494 47**

Метод восстановления организма – **471 496 894 897**

При необходимости восстанавливать кровь – **498 819 71**

При кровотечениях – **461 719 81**

При ранах – **479 89 1**

При укусах ядовитых рептилий – **481 49 61**

При укусах насекомых – **891 79 48**

Для тонизирующего действия – **519 89 41 1**

Для жаропонижающего действия – **489 91 81**

Метод вечной здоровой и гармоничной жизни – 594 898 917 18

Cnicus nipponicus – ВОЛЧЕЦ НИППОНСКИЙ – 591 498 714 618 819

Метод неумирания – 519314 81

Метод воскрешения – 219 94

Метод омоложения – 419 81 7

Метод восстановления организма – 619 49 48 71

Для нормализации работы бронхо-лёгочной системы – **519 81 491**

Для нормализации состава крови – **519 49 81**

При геморроидальных шишках – **491 894 718 498**

Метод вечной здоровой и гармоничной жизни – 619 718 914

Cnicus spicatus – ВОЛЧЕЦ КОЛОСИСТЫЙ – 514 491 898 417 214

Метод неумирания – 218 49

Метод воскрешения – 471 84 98

Метод омоложения – 471 894 641

Метод восстановления организма – 541 848 649 719

Для увеличения веса тела – **548 49 197**

При нарушениях менструального цикла – **548 479 719 49**

При раздражении матки – **648 794 714 89**

При кровотечениях – **681 949 61**

В качестве мочегонного средства – **546 719 81**

При чешуйчатом лишае – **894 398 719**

Метод вечной здоровой и гармоничной жизни – **491 471 894 17**

Selinum monnieri – ГИРЧА – 548 641 719 612 417

Метод неумирания – 214 467 894 61

Метод воскрешения – 581 297 498 61

Метод омоложения – 691 798 894

Метод восстановления организма – 549 697 718

Для нормализации функции почек – **451 894 648 1**

В качестве афродизиака – **483 41**

Для антиревматического действия – **498 846 719**

Для седативного действия – **598 648**

Для вяжущего действия – **391 784191**

Для ранозаживляющего действия – **581 496 897**

Для отшелушивающего действия – **549 731 681 391**

При выпадении прямой кишки – **314 894 714**

При фурункулах – **594 647 714**

При гнойных ранах – **584 719 784**

При лепрозных ранах – **419 747 891**

Метод вечной здоровой и гармоничной жизни – 491 647 894 917

Cocculus – КОЛОМБО – 519 471 894 712 641

Метод неумирания – 218 497 891 49

Метод воскрешения – 549 748 491

Метод омоложения – 218 671 494 61

Метод восстановления организма – 594 841 217 81

При повышении температуры – **494 891 61**

При водянке – **514 471 67**

При ревматизме – **598 649 71**

При лёгочных заболеваниях – **594 781 78**

Для мочегонного действия – **548 671 81**

При холере – **348 617 819 94 1**

При лёгочных кровотечениях – **497 698 71**

При выпадении прямой кишки – **491 649 718 19**

Метод вечной здоровой и гармоничной жизни – 691 497 894 718

Cocos nucifera – КОКОС – 217 491 849 161 914

Метод неумирания – 278 917

Метод воскрешения – 419

Метод омоложения – 218471

Метод восстановления организма – 64951

Для нормализации веса – **514 819 64**

При истощении организма – **498 497 481 1**

При туберкулёзе – **894 647 914 8**

При сифилисе на вторичной и третичной стадии – **519 497 894 647 89**

Для заживления гангренозных и гнойных ран – **549 894 718 98**

Для заживления язв и карбункулов – **548 94 87**

Метод вечной здоровой и гармоничной жизни – 674 98 71

Coix lacrima – ЧЕТКИ-БУСИНЫ – 198 714 217 842 614

Метод неумирания – 219 714 318 714

Метод воскрешения – 549 471 819

Метод омоложения – 589 498 71

Метод восстановления организма – 619 718 914 971

Для успокоительного действия – **514 817 417**

Для нормализации температуры тела – **498 481 617 819**

Для противоглистного действия – **714 817 91**

При расстройствах мочевыделительной системы – **519 497 864**

При ревматизме – **945 647 81**

Для нормализации крови – **549 648 71**

Метод вечной здоровой и гармоничной жизни – 548 713 914 81

Colocasia sp. – КОЛОКАЗИЯ – 591 648 714 818 917

Метод неумирания – 214 947 819

Метод воскрешения – 598 647 297

Метод омоложения – 598 614 978 11

Метод восстановления организма – 518 617 318 61

Для улучшения пищеварения – **214 917 81**

При метеоризме – **814 647 81**

При расстройствах пищеварения у беременных – **218 649 71**

Для выведения вшей – **394 288 713**

При укусах насекомых – **389 496 671 8**

При отравлениях – **493 218 718**

Метод вечной здоровой и гармоничной жизни – 498 713 894 71

При работе с данным методом следует учитывать, что те конкретные частные случаи, которые рассмотрены в методе восстановления организма, они построены на специфических возможностях самого растения. И поэтому нужно уметь строить определённые переходные области через эти ряды, которые даны в качестве частных, в систему коллективного сознания, так как частные концентрации – это как раз таки те уровни коллективного сознания, которые считаются признанными с точки зрения действия растения как такового. И при переходе в систему коллективного сознания через частные системы управления можно метод вечной здоровой и гармоничной жизни распространить на всё коллективное сознание. Тем самым дать информацию на вечную здоровую и гармоничную жизнь всем людям и обратно получить соответствующий эффект, который будет способствовать реализации вечной здоровой и гармоничной жизни лично Вашей. При этом следует учитывать, что многие управления в частных случаях даны именно, как это звучит в обычном варианте проговора о каких-то проблемах. Поэтому сам стиль изложения, он как раз таки близок к наиболее обобщённой фазе коллективного сознания. Например, вот фраза – для улучшения пищеварения – в целом общепринятая фраза, которая характеризует в общении между людьми какую-то характеристику, которая улучшает пищеварение. При этом не конкретизируется диагноз, что позволяет расширить именно фазу коллективного сознания для более обобщённого управления, что означает и для более мощного, следовательно, управления.

При этом более конкретные диагнозы, которые приняты в ортодоксальных медицинских системах, они, естественно, тоже позволяют выходить на уровень коллективного сознания, при этом в большей степени будет использоваться та фаза, которая соответствует специальному уровню образования.

Commelyna polygama – ТРАДЕСКАНЦИЯ МНОГОДОМНАЯ – 519 618 491 819 817

Метод неумирания – 298 619

Метод воскрешения – 319 817

Метод омоложения – 894 497

Метод восстановления организма – 584 617 81

Для успокоительного действия – **489 719 61**

Для мочегонного действия – **519 318 61**

При жа́ре – **498 713 891 91**

При дизентерии – **698 718 64**

При непроходимости – **497 893 478**

При расстройствах мочеиспускания – **361 718 49**

При гнойниках и фурункулах – **513 486 71**

При абсцессах – **849 64 71**

При укусах – **498 719 617 81**

При задержке менструации – **694 718 79**

Метод вечной здоровой и гармоничной жизни –698 714 894 713

В данном методе для перехода более быстрого в фазу коллективного сознания и распространения информации о вечной и здоровой жизни и гармоничной жизни на всех людей необходимо рассмотреть уровень перехода через метод восстановления организма, где концентрация, соответствующая формулировке – при жаре, можно перевести также в концентрацию для жаропонижающего действия. То есть этот же ряд используется с другой формулировкой, и по сути означает одно и тоже. При этом Вы видите, что когда разные словестные системы работают с одним рядом, то возникает ещё более расширенный эффект распространения информации в коллективном сознании, основанный на том, что большее количество слов даёт больше информации.

Таким образом, можно использовать как общепринятые бытовые термины, так и специальные термины, которые ближе к терминам в ортодоксальной медицине, или же использовать просто терминологию, например, принятую в ортодоксальной медицине, наряду с терминологией, которая используется в бытовом варианте описания какого-то состояния или болезни.

Здесь надо ещё обратить внимание, что именно простое описание свойств растения, которое человек воспринимает так же зрительно, больше соответствует варианту бытового описания и применения данного растения для нормализации, например, организма. Так же, соответственно, для формирования и обеспечения событий вечной здоровой и гармоничной жизни человека.

**Conioselinum univittatum – БОЛИГОЛОВ –
491 478 849 618 918**
Метод неумирания – 471 468 91
Метод воскрешения – 549 478 98
Метод омоложения – 931 648 81
Метод восстановления организма – 598 485 717 89

При простуде – **948 619 79**

При анемии – **894 697 98**

При маточных кровотечениях – **831 488 91**

При задержке плаценты – **894 713 85**

При бессилии – **849 713 891**

При болях всякого происхождения – **318 934 891**

При зубных болях – **313 498 84**

При головных болях – **348 813 48**

При кровохаркании – **461 478 81**

При туберкулёзе – **314 84**

При ревматизме – **647 898**

При флюсе – **394 647**

При зобе – **893 647**

При диареи – **384 48 71**

При дизентерии – **513 848 61**

В качестве косметологического действия – **548 61 71**

Метод вечной здоровой и гармоничной жизни – 498 74 89

Для перехода в уровень коллективного сознания через ряды, данные в методе восстановления организма соответствующему растению Conioselinum univittatum (БОЛИГОЛОВ), можно рассмотреть ряд, который соответствует следующим формулировкам, – при бессилии и при болях всякого происхождения. В данном случае специальным образом не относящиеся к конкретным каким-то ситуациям и конкретным органам, областям информации , производится управление на достаточно обобщённых системах, которые в целом характеризуют некое состояние. И при этом на духовном уровне это состояние достаточно чётко улавливается, как совершенно конкретное. Вот эта конкретная ситуация, связанная с возможностью духа чётко диагностировать позицию управления для вечного здорового и гармоничного образа жизни, очень важна для того, чтобы данное состояние духа фиксировать и запоминать, и в дальнейшем, опираясь на это состояние, реализовывать вечную здоровую и гармоничную жизнь свою и всех людей, и всех живых существ. Поэтому здесь важно ещё рассмотреть, что именно созерцание растений даёт определённую устойчивость на духовном уровне, потому что растения статичны и развиваются прогнозируемо при нормальных условиях содержания растения в окружающей среде. Таким образом, более обобщённые понятия позволяют делать переходы на совершенно частные случаи. То есть если у Вас есть конкретный уже диагноз или Вы ощущаете конкретные какие-то проблемы болезненные, какие-то проблемы с состоянием, то на фоне общих этих рядов цифровых можно путём их сочетания, даже в рамках одного растения, практически получить восстановительный цикл для всего организма, полностью включая пролонгацию в плане управления будущим для организма. Потому как фаза управления будущего у растения усилена, из-за того что они имеют статичный образ в пространстве и им приходится, по сути, если рассматривать такую структуру, как реакция субстанции, подобной сознанию человека, прорабатывать будущее существенно больше по времени, чем необходимо тому, кто может двигаться. И вот эта также немаловажная характеристика, которая позволяет с использованием свойств растений, закладывать уже в будущем вечную гармоничную и здоровую жизнь для Вас и для всех других людей.

В данном управлении также следует обратить внимание, что в методе восстановления организма для косметологического действия приводится ряд, который имеет более обобщённую структуру управления, так как нормальный внешний вид, то есть хорошие данные лица, тела, кожи, они обратным образом действуют на причину, вызывая именно нормализацию, которая необходима для вечной здоровой и гармоничной жизни. И прямым действием также действует непосредственно через тканевый уровень, вызывая соответствующую нормализацию. Поэтому вот именно в технологиях вечной здоровой и гармоничной жизни, здесь важно учитывать, что, казалось бы, обобщённая характеристика, такая как для косметического действия, она, по сути, является мощной системой управления, которая в целом организует действие организма, направленное на обеспечение вечной здоровой и гармоничной жизни.

Conocephalus conica – КОНОЦЕФАЛУС КОНИКА – 181 417 214 417 814

Метод неумирания – 831 489 12

Метод воскрешения – 471 497 81

Метод омоложения – 214 893 71

Метод восстановления организма – 514 847 471 84

Метод вечной здоровой и гармоничной жизни – 471 848 473 481

Conocephalus konyak – КОНОЦЕФАЛУС КОНЖАК – 514 318 471 849 814

Метод неумирания – 491 718 491

Метод воскрешения – 485 471 819

Метод омоложения – 478 471 491

Метод восстановления организма – 548 647 841

При раке – 491 831 89

При незаживающих долго язвах – 451 831 641 71

При туберкулёзе кожи – 518 617 849 71

Метод вечной здоровой и гармоничной жизни – 318 647 317 81

Само по себе растение Conocephalus konyak (Коноцефалус конжак) является растением, которое имеет определённый уровень токсичности для организма. Поэтому в методе вечной здоровой и гармоничной жизни можно реализовывать такой принцип управления, который таким образом преобразовывает информацию, что изначально из неблагоприятного для организма действия, которое существует на физическом уровне, в управлении получается уже благоприятное действие, которое может быть полезным при сложных, в том числе трудноизлечимых заболеваниях.

Этот принцип в целом позволяет любую информацию негативного толка, исходящего от физических, в том числе и от информационных, объектов, преобразовывать в систему, которая обеспечивает вечную здоровую и гармоничную жизнь. На практике это также видно и на примере именно конкретного растения Конацефалус конжак, которое используется для восстановительных целей, но при этом оно считается ядовитым.

Convolvulus – ВЬЮНОК – 491 847 319 849 614

Метод неумирания – 219 618 719 71

Метод воскрешения – 694 713 813 41

Метод омоложения – 217 249 718 64

Метод восстановления организма – 214 618 713 81

Метод вечной здоровой и гармоничной жизни – 318 497 831 71

Coptis teeta – КОПТИС – 219 471 421 681 719

Метод неумирания – 319 498 81

Метод воскрешения – 218 481 719

Метод омоложения – 249 617 218

Метод восстановления организма – 749 813 498

При воспалении глаз – 498 713 619 81

Как грудное средство – 318 649 71

При лихорадке – 218 647 931

При всех формах дизентерии – 489 641 71

При диабете – 349 671 81

В качестве антидота от множества ядов – 549 318 619 791

В качестве антидота от яда плода кротона – 548 49 71

Для противодействия заражению сифилисом – 548 391 6

Для противодействия заражению младенческими инфекциям – 5814947

Метод вечной здоровой и гармоничной жизни – 649 71 8

Для перехода в систему коллективного сознания с использованием числовых рядов, изложенных в методе восстановления организма, соответствующего данному растению Coptis teeta (Копис), можно рассмотреть следующее выражение – «как грудное средство», «для противодействия заражению». И использовать эти обобщённые понятия для того, чтобы ряды, которые соответствуют ряду как грудное средство, через область информации для противодействия заражению переходило на ряды для противодействия заражению сифилисом и для противодействия заражению младенческим инфекциям. Получается, что есть одна абстрактная фраза, которая характеризует именно систему противодействия, связанную уже в конкретных случаях с рядами. И эта фраза – «для противодействия заражению», она может быть использована как фраза, которая во всех случаях вообще для противодействия любым инфекциям может быть использована. И для этого можно использовать те ряды, которые каким-то образом, так или иначе связаны с этой фразой. Например, в формулировке наименования действия, за которым следует ряд, и есть эта фраза. Это один из методов также вечной здоровой и гармоничной жизни, когда можно формулировать какое-либо целевое действие и при этом получать результат от находящихся рядом или как-то косвенно или прямо связанных с этим действием процессов.

**Corchorus pyriformis (capsularis) – ДЖУТ –
593 491 894 719 498**

Метод неумирания – 219 64 81

Метод воскрешения – 374 898 491 98

Метод омоложения – 471 681 91

Метод восстановления организма – 698 471 89

Метод вечной здоровой и гармоничной жизни – 316 497 81

Cordyceps sinensis – КОРДИЦЕПС – 549 671 849 871 941

Метод неумирания – 531 648 719 78

Метод воскрешения – 219 647 318 71

Метод омоложения – 314 471 847 848

Метод восстановления организма – 493 719 81

Для восстановления силы – **318 471 61**

Для тонизирующего действия – **513 618 71**

При желтухе – **894 648 71**

При кровавой рвоте – **548 781 641**

При серьёзных травмах – **394 471 698**

Метод вечной здоровой и гармоничной жизни –318 649 718 891

Нужно учитывать такую характеристику действия растения, что в зависимости от того, где Вы производите концентрацию, то есть где Вы воспринимаете, возле какой части тела, числовые ряды, соответственно, может и быть более локальный, или более обобщённый эффект. Например, если перевести управление на уровень, например, грудной клетки, тогда получится, что больше идёт обобщённого управления именно для грудной клетки, в то время как, чтобы локально сделать управление для, например, ноги правой, соответственно, надо переместить больше числовые ряды в правую сторону. Мысленное перемещение области управления в пространство над человеком, позволяет обобщённое действие вызывать для всего организма.

Coriandrum sativum – КОРИАНДР ПОСЕВНОЙ – 491 478 641 718 419

Метод неумирания – 314 681 719 18

© Г. П. Грабовой, 1998

Метод воскрешения – 219 317 219 681

Метод омоложения – 379 841

Метод восстановления организма – 497 698

Для ветрогонного действия – 491 713 849 81

Для нейтрализующего действия – 548 647 891

Для успокаивающего действия – 361 831 84

При отравлениях – 491 841 893

Метод вечной здоровой и гармоничной жизни – 318 649 713

Cornus machrophylla – ДЕРЕН – 514 891 497 481 471

Метод неумирания – 849 647 813

Метод воскрешения – 249 647 81

Метод омоложения – 289

Метод восстановления организма – 497 318 9

Для активизации обмена веществ – 319 484 611

Для улучшения состава крови – 598 734 81

Для успокоения матки – 314 848 19

Для облегчения болей – 493 84 31

При всех формах дизентерии – 484 819 48

Для увеличения питательных свойств еды – 314 81 47

Метод вечной здоровой и гармоничной жизни – 479 68 71

В этом методе можно использовать управление из метода восстановления организма там, где наименование изложено для увеличения питательных свойств пищи. И в данном случае можно обнаружить общий, сопоставительный для всех вариантов питания эффект, что концентрация на определённом числовом ряде, соответствующем растению, позволяет увеличить питательные свойства той пищи, которую Вы едите. Для этого нужно перед употреблением пищи проговорить этот ряд, тогда пища будет более адаптирована к текущему времени с точки зрения того, как она должна действовать именно в настоящий момент. В данном случае рассматривается именно своеобразная такая культура питания, которая при вечном гармоничном развитии направлена на то, чтобы пища всё время реализовывала общую задачу управления для личности, направленную на вечное гармоничное развитие и здоровую жизнь при этом.

Cornus officinalis – ДЕРЕН ЛЕКАРСТВЕННЫЙ – 491 848 417 419 461

Метод неумирания – 219 671 89

Метод воскрешения – 548 719 84

Метод омоложения – 518 738 41

Метод восстановления организма – 497 648 719

Для противомалярийного действия – **483 41**

Для вяжущего действия – **519 71**

Для мочегонного действия – **561 71 8**

Для тонизирующего действия – **594 61 78**

Для противоглистного действия – **531 64 71**

Для очищающего действия – **894 71 4**

При маточных кровотечениях – **698 71**

При импотенции – **318 4 4 8 9 1**

При затруднённом мочеиспускании – **648 7 8**

Метод вечной здоровой и гармоничной жизни – **497 89 6 94**

Corydalis ambigua – ХОХЛАТКА СОМНИТЕЛЬНАЯ – 394 712 498 671 948

Метод неумирания – 217 49 64 8

Метод воскрешения – 318 49 71

© Г. П. Грабовой, 1998

Метод омоложения – **549 74 81**

Метод восстановления организма – **497 81 49**

Для противолихорадочного действия – **497 89 71**

Для тонизирующего действия – **519 81 81 91**

Для мочегонного действия – **549 89**

Для противообструктивного действия – **547 89 64**

Для вяжущего действия – **478 71**

Для седативного действия – **548 78 81**

В послеродовом периоде – **484 61 78**

При появлении крови в моче – **594 78**

При поносах – **218 64 91**

Метод вечной здоровой и гармоничной жизни – **381 64 71 98**

Corydalis incisa – ХОХЛАТКА РАЗРЕЗНАЯ – 491 898 714 618 719

Метод неумирания – **218 64 71**

Метод воскрешения – **319 71 98 981**

Метод омоложения – **317 49 81**

Метод восстановления организма – **319 71 89 71**

Метод вечной здоровой и гармоничной жизни – **319 64 89 71**

Corylus sp. – ФУНДУК – 318 641 891 128 919

Метод неумирания – **214 61 98**

Метод воскрешения – **218 31849 1**

Метод омоложения – **549 31891 98**

Метод восстановления организма – **461 83 94**

Для восстановления функции дыхания – **413 8949**

Для утоления чувства голода – **691 89 71**

Для увеличения силы – **318 83 81**

Для улучшения аппетита – **471 89 91**

Для улучшения пищеварения – **619 78 9**

Метод вечной здоровой и гармоничной жизни – 318 74 81

В методе вечной здоровой и гармоничной жизни можно рассмотреть принцип, получение положительной волны от использования растения, например Corylus sp. (Фундук). В данном случае именно сам фактор положительной волны, которая распространена в коллективном сознании в отношении данного, растения, он может быть использован для переходов в коллективный уровень сознания в качестве определённой платформы, которая сразу же устойчиво принимается другими людьми. То есть информацию можно вкладывать именно в наименование Фундук конкретного растения. А приниматься информация уже будет потому, что сам фундук, он достаточно распространённый лесной орех, который применяется распространённо в пищу. И поэтому переход информации здесь будет упрощён.

Crataegus sp. – БОЯРЫШНИК – 219 648 317 849 217

Метод неумирания – 24981 671 231 81

Метод воскрешения – 219 98

Метод омоложения – 247 81 0164 98

Метод восстановления организма – 319 64

Для антицинготного действия – **513 98 64**

Для слабительного действия – **819 71 98**

Для восстановления желудка – **314 81 49**

Для противообструктивного действия – **519 64 91**

Для противовоспалительного действия – **549 89 71**

При люмбаго – **549 71 98 1**

При диарее – **694 71841**

Против зуда при язвах – **361 98**

При экзантематозной сыпи у детей – **548 49819**

Для улучшения пищеварения – **319 61**

Для стимулирующего действия – **519 61 81**

При паховой грыжи – **549 71**

При задержке мочеиспускания – **819498 71**

При нарушениях пищеварения – **549 64841**

Для улучшения циркуляции крови – **549 81 71**

При трудных родах – **547 64**

При отёке гениталий – **314 81 9**

При тошноте – **483 8131**

При рвоте – **548 64854891**

При отравлении лакокрасочными испарениями – **493 89 61**

Метод вечной здоровой и гармоничной жизни – 849 71 89 91

Crinum sinensis – КРИНУМ – 519 891 498 317 581

Метод неумирания – **49851491**

Метод воскрешения – **471319819**

Метод омоложения – **318419 81**

Метод восстановления организма – **314516418**

Для рвотного действия – **549 91314**

Для потогонного действия – **548317581**

Метод вечной здоровой и гармоничной жизни – 518 49849718

Crocus sativus – КРОКУС ПОСЕВНОЙ – 491 811 497 847 916

Метод неумирания – **214 89 71 98**

Метод воскрешения – **218 74 91**

Метод омоложения – **217 48 81**

Метод восстановления организма – **481 49 81**

Для стимулирующего действия – **494 81 91**

Для ветрогонного действия – **581 471 81**

Для спазмолитического действия – **478 64 71**

Для нормализации крови – **549 3181**

Для успокоения при приступе страха – **314 81 98**

Метод вечной здоровой и гармоничной жизни – 497 98 81

Croton tiglium – КРОТОН – 514 916 817 898 418

Метод неумирания – 214 47 21 98 19

Метод воскрешения – 214893148

Метод омоложения – 49189347

Метод восстановления организма – 314864 71

При хронической диарее – **84948131**

При дизентерии хронической – **3148451**

При нарушениях менструального цикла – **58431989484**

При апоплексии – **314851389717**

При параличе – **694013895198319**

При зубной боли – **478471**

При заболеваниях горла – **64851389431**

При различных кожных заболеваниях – **39850164837**

При разных лекарственных отравлениях – **431838**

Для восстановления при флюсе – **348198**

При карбункулах – **31483131937**

При раковых опухолях – **31489129871**

Метод вечной здоровой и гармоничной жизни –498 479 3148

Cryptotaenia canadensis – КРИПТОТЕНИЯ КАНАДСКАЯ – 364 891 789 948 841

Метод неумирания – **498 74 81 71**

Метод воскрешения – **564 98**

Метод омоложения – **214 71**

Метод восстановления организма – **316 98 71**

Для регулирования менструального цикла – **498 71 89 11**

Для помощи в родах – **549 19 61**

При всякого рода кровотечениях – **148 61 81**

При простуде – **371 98**

При флюсах – **461 81**

При диспепсии – **849 78**

При зобе – **493 31**

Метод вечной здоровой и гармоничной жизни – **698 71 81**

Cryptomeria sp. – КРИПТОМЕРИЯ – 519 648 719 849 718

Метод неумирания – **698 74 81**

Метод воскрешения – **319 718 94**

Метод омоложения – **218 71 94**

Метод восстановления организма – **594 61 98**

Метод вечной здоровой и гармоничной жизни – **518 94 81**

Cucumis melo – ДЫНЯ КАНТАЛУПА – 548 641 418 971 941

Метод неумирания – **214 61**

Метод воскрешения – **248 71**

Метод омоложения – **319 98**

Метод восстановления организма – **491 48649 71**

Для охлаждающего действия – **514891**

Для мочегонного действия – **49871941**

Для противоалкогольного действия – **54981947**

Для способствования пищеварению – **498 91**

Для восстановлениях при язвочках рта – **31981941981**

Для нормализации желудка – **54854918**

Для общеукрепляющего действия – **54789191**

При раке желудка – **21831948931**

При обильных менструациях – **498 41**

При водянке кожи – **548 48**

При заражении паразитами – **8918549016**

При носовых полипах – **16859831**

При желтухе – **319 71 89**

При зловонном насморке – **493 68**

При простуде – **894 97 81**

Для восстановления утерянного обоняния – **498 49 78**

При упорном кашле – **549 81**

Для усиления роста усов – **698 79**

Для устранения кровоподтёков – **398 79 81**

Метод вечной здоровой и гармоничной жизни – 698 71 89

Cucumis sativus – ОГУРЕЦ – 619 714 849 478 319

Метод неумирания – 691 89 91

Метод воскрешения – 319 49 89

Метод омоложения – 219 74 81

Метод восстановления организма – 648 71518

При проблемах с кожей и кожных заболеваниях – **219 91 98**

Для ускорения заживления ожогов и порезов – **481 94**

Как рвотное средство при желудочном несварении – **549 83 31**

Метод вечной здоровой и гармоничной жизни – 317 89498

В данном методе следует учитывать характеристику управления,

© Г. П. Грабовой, 1998

которая описана в методе восстановления организма, которую именуют следующим образом – «как рвотное средство при желудочном несварении». В данном случае важным моментом управления является то, что организм может самостоятельно реагировать на нежелательные компоненты, которые присутствуют в пище и путём рвоты, рвотной реакции выводить из организма. В данном случае конкретное свойство растения Огурец помогает усиливать рвотный эффект для большего очищения организма. И эффект такой, что организм сам фактически на многие ситуации реагирует естественным образом. Это является одним из уровней вечного развития, так как естественная реакция зачастую позволяет очень быстро выводить неблагоприятные системы из организма. А развив это направление в плане предупреждающего управления, можно вообще не допускать наличие неблагоприятных явлений для организма.

Cucurbita moschata (C. pepo) – КАБАЧОК ЗИМНИЙ УЗКОГОРЛЫЙ – 519 498 718 612 714
Метод неумирания – 219 64 81
Метод воскрешения – 498 71 89
Метод омоложения – 319 81 89
Метод восстановления организма – 648 49 71
Для улучшения дыхания – **518 98 91**
Для нормализации работы внутренних органов – **498 99 81**
Метод вечной здоровой и гармоничной жизни – 598 48 71

Cudrania triloba – КУДРАНИЯ ТРЁХЛОПАСТНАЯ – 594 719 894 491 894
Метод неумирания – 219 48

Метод воскрешения – **519 718 914**

Метод омоложения – **548 49 719 91**

Метод восстановления организма – **548 49 71**

При меноррагии – **584 48 71**

При малярии – **584 71 91**

При истощении и упадке сил – **378 49 64 71**

При запорах – **581 49 47**

При непроходимости кишечника – **314 48 49 81**

Метод вечной здоровой и гармоничной жизни – **519489 71**

Cunninghamia sinensis – КАННИНГАМИЯ КИТАЙСКАЯ – 598 649 719 849 901

Метод неумирания – **581 47 81 94**

Метод воскрешения – **498 71 81**

Метод омоложения – **394 64 81 79**

Метод восстановления организма – **549 618 919 81**

При необходимости иметь противоядие от отравлений ряд следующий – **498 49 71**

При метиоризме – **894 91**

При холере – **394 89 91 41**

При хронических язвах – **549 81 98**

При ранах – **498 71**

При ожогах – **489 49 71 81**

Против глистов – **498 68 71**

От зубной боли – **849 74 98 81**

При грыже – **498 91 81**

Для спазмолитического действия – **498 71 81**

Для ветрогонного действия – **479 89 41**

Метод вечной здоровой и гармоничной жизни – 498 71 81

Taxodium heterophyllum – КИПАРИС БОЛОТНЫЙ – 549 714 849 981 841

Метод неумирания – 218 49 64 81

Метод воскрешения – 498

Метод омоложения – 218 47 89

Метод восстановления организма – 649 71

При укусах животных – 494 81

При водянке у беременных женщин – 494519819 71 89 74

Метод вечной здоровой и гармоничной жизни – 498 64

Cupressus – КИПАРИС – 948 714 818 918 947

Метод неумирания – 214 64 89

Метод воскрешения – 498 74 81

Метод омоложения – 219498 71

Метод восстановления организма – 349 78 94

Метод вечной здоровой и гармоничной жизни – 489 71 84

Curcuma longa – КУРКУМА – 849 719 849 914 018

Метод неумирания – 214 64

Метод воскрешения – 28

Метод омоложения – 39451849481

Метод восстановления организма – 49851831941

При всех видах кровотечений – 319849841

При гематурии – 581219648 7

При кровохаркании – 84931648

При кровавой рвоте – 548589581

При послеродовых кровотечениях – **64839874981**

При всех видах ранений – **219479894**

При первых стадиях сифилиса – **49139867**

При излишней потливости – **49381979**

При отравлении мышьяком – **21949 71**

При желудочно-кишечных расстройствах – **498 97 81**

При длительных хронических заболеваниях кожи – **498 49748**

При раке – **949398 71**

При катаральных воспалениях – **219498497**

При гнойных воспалениях – **348 49 67**

При зловонном дыхании – **484598 49 64**

Метод вечной здоровой и гармоничной жизни – 648 71 89 49

В данном методе необходимо учитывать, что коллегиальное управление, то есть управление в направлении вечной здоровой и гармоничной жизни через структуру коллективного сознания происходит также за счёт действия отдельных позиций управления, проявляемых конкретными лицами. При этом на неявном уровне передаётся информация, которая может быть обобщена и использована для управления таким образом, что на уровне души происходит уже коллегиальное управление. Здесь необходимо учитывать, что обобщённая характеристика заболеваний, которая не определена конкретным диагнозом, занимает большой объём информации в коллективном сознании и, соответственно, позволяет быстрее использовать обобщённую характеристику в управлении. Если учитывать, что человек самостоятельно достиг эффекта при конкретном диагнозе, уже конкретизированном по типу соответствия международной классификации болезней, соответственно вся фаза, которая соответствует управлению в международной классификации болезней, она начинает также быть реализована с точки зрения защиты от заболевания. И достигнутый эффект одним человеком, он распространяется через уровень коллективного управления всех уже на всех.

И в данном случае нужно учитывать, что так как речь идёт не просто о действии в коллективной фазе сознания, а именно через действие других, то соответственно и передача информации может быть более ускорена. В данном случае нужно только лишь духовно настроиться на то, что передача информации для всех происходит не из общего объёма, а через действие конкретных лиц, конкретных людей.

Cuscuta sp. – ПОВИЛИКА – 498 718 941 647 841

Метод неумирания – 219 64 94 71 84

Метод воскрешения – 918 98

Метод омоложения – 219 64 81

Метод восстановления организма – 497 89 64 78

Для потогонного действия – **549841 8**

Для тонизирующего действия – **598498491**

Для действия в качестве афродизиака – **319 89 61**

При гонорее – **849 71**

При недержании мочи – **859498 71**

При белях – **489 78 81**

Для улучшения зрения – **498 49471**

В данном методе восстановления организма можно отдельным образом делать концентрацию для неумирания. Концентрация следующая – **498 88 81**. Для неумирания ещё один ряд – **849548589571584**. И в качестве управления можно использовать два ряда, которые соответствуют методу восстановления организма, в сочетании с рядом неумирания, который идёт сразу после наименования растения.

Здесь можно рассмотреть простой принцип, который характеризуется тем, что восстановление даже одной какой-то системы организма – это также есть направление неумирания и может обеспечить неумирание, стоит только в практике управления достичь результата и сразу же распространить этот результат на весь организм и на всё вечное время.

На практике это выглядит таким образом, что как только Вы примените управление и сразу же зафиксируете на уровне сознания, духа результат, то есть считаете, что именно это и есть результат, то главное – это состояние нужно запомнить и мгновенно фактически как бы внутренним уровнем сознания осветить этот же результат на бесконечное время для себя и для всех. И тогда получится, что Вы владеете определённым унифицированным инструментом, который фактически распространяет Ваше управление не только на данный случай, но и на все остальные ситуации, связанные с проблемой какой-либо, относящейся к здоровью. Фактически Вы овладеваете, по сути, просто способом работы духа с сознанием, который Вам обеспечивает неумирание. И если этот способ в дальнейшем детализировать и применять уже конкретно, например, по какому-то любому действию, даже бытовому, то сам способ будет постоянно реализовываться. Это достаточно эффективный путь неумирания, который основан на постоянной работе активированного духом сознания при любых ситуациях и в любом направлении.

В данном случае как раз таки векторность, она не принципиальна, главное сама работа сознания, а учитывая, что работа сознания происходит постоянно, даже во сне, то получается, что овладевание данным способом создаёт некий автоматизированный механизм, который не зависит уже от постоянного контроля сознания и постоянно продвигает в направлении неумирания все события человека.

Метод вечной здоровой и гармоничной жизни – 491 894 719 81

В данном методе, учитывая, что в методе восстановления организма был рассмотрен способ неумирания за счёт естественного уровня работы сознания, нужно добавить такой уровень управления, когда происходит фиксирование этого метода на уровне духа. То есть духовные знания, они практически всегда в реальном времени могут происходить, или может быть фиксирование на уровне восприятия духовного в отличие от понятия памяти или работы сознания, где точки, зафиксированные в прошлом времени, они как бы вспоминаются. Духовное знание – оно прямое. И для духа зачастую – при определённой скорости работы духа, – что прошлая информация, что будущего и текущего времени, она имеет однотипный уровень восприятия. В этом есть уровень духа, распространённого во всю реальность. И здесь, когда работа идёт по методу вечной здоровой и гармоничной жизни через постоянную работу сознания в направлении неумирания, здесь нужно в духовном уровне как бы своеобразно зафиксировать это состояние. А фиксация – это всего лишь означает повышенное информативное обеспечение данной ситуации. То есть, по сути, это более насыщенный цвет – примерно серебристого там, белого цвета, – который находится в геометрическом уровне возле сердца, примерно в пятнадцати-двадцати сантиметрах от грудной клетки с левой стороны. Таким образом, фиксация означает просто запоминание геометрической точки возле тела, и тогда в духовном уровне управления также будет реализован принцип постоянного неумирания при любой системе работы духа.

Таким образом, здесь открывается целый механизм управления,

связанный с тем, что происходит уровень действия контролирующего, повелевающего действия в направлении вечной здоровой и гармоничной жизни. И растение как раз таки называется – Повилика, что в русском языке может быть близким к значению слова повелевать. Поэтому Вы начинаете повелевать процессами, которые, возможно, считаются мало контролируемые, но в данном случае именно из-за направленности и близости в звуковой форме к слову повелевать растение начинает способствовать Вам в плане достижения фиксированных систем управления. Ведь именно в растении достаточно хорошо выражено это направление строгости, своеобразное управление, то есть фиксации и лаконичности определённых форм управления, которые связаны именно со статикой растения тем, что растение является определённой системой в сознании человека, которая обладает статичным действием. Это можно сравнить с тем, что можно читать, например, книгу, которая всегда статична, и всегда можно к ней вернуться, и пролистать нужный лист, или же читать, например, витрины рекламы, которые периодически обновляются, и человек причём, например, может двигаться, и это всё происходит в динамике. Вот примерно такая может быть разница между управлением через использование информации растения и управлением, которое человек постигает в уровне работы с динамичными объектами сознания. Тем не менее работа с динамичными объектами сознания может быть сопоставима и обладать теми же самыми характеристиками и свойствами. В работе с растениями нужно познать принцип улучшения работы с динамичными системами сознания, то есть с разовыми какими-то восприятиями, с какими-то единичными мыслями, которые, возможно, прошли, и человек, может быть, не всегда их может чётко запомнить, особенно после сна, он не может вспомнить , например, сон или же не ставит задачу сделать это.

Тогда получается, что создаётся только общее ощущение и некая динамика. Так вот, в работе с растениями здесь важно учитывать, что есть способ также и динамичные системы сознания сделать также контролируемыми и эффективными в общем плане достижения задачи вечной здоровой и гармоничной жизни в плане обеспечения этой жизни. И именно здесь нужно ещё учитывать, что сама задача обеспечения здоровой гармоничной и вечной жизни, она, по сути, несколько является следственным уровнем самой вечной происходящей здоровой гармоничной жизни.

И поэтому здесь нужно на уровне духа также определять, что есть определённый уровень, который характеризует самопроизвольное такое состояние вечной здоровой и гармоничной жизни.

Создатель, который реализовывает вечную здоровую и гармоничную жизнь для всех, в любом случае действует и в том числе самостоятельно. Вот этот уровень управления, он также должен присутствовать в понимании систем управления.

В следующем наименовании по растению, где речь идёт о работе с растением саговник, необходимо учитывать также, что будет реализовываться цель управления и динамичными уровнями информации через статичные системы.

Cycas revoluta – САГОВНИК – 948 819 497 847 898

Здесь можно в цифровых системах, именно в трёх окончательных цифрах данного ряда **898**, рассмотреть принцип некоей колебательности роста и нормализации как бы фиксирования числа. Само число означает: восьмёрка как уровень, переходящий в бесконечность, если в горизонтальном варианте это число рассматривать.

Тогда получается, что переход через единицу к конечному числу девять от системы, которая по форме может быть рассмотрена как бесконечность, и характеризует выход от статики к динамике и объединение этих систем в виде опять же числовой формы. Поэтому в числе могут быть заложены также и бесконечные формы, и конечные формы, и также количественные формы передачи информации, которые всего лишь навсего определяются системой восприятия в Вашем сознании. Например, девятка – это восемь плюс один. Поэтому получается, что Вы, зная, но даже не складывая, получаете управление в сторону овеществлённого числа девять.

Таким образом, сознание здесь работает как бы самопроизвольно за счёт Ваших знаний в сложении чисел. Получается, что как только Вы осваиваете методы, которые сейчас представляются мной для управления в направлении вечной здоровой и гармоничной жизни, Вы можете исходя из того, что вся методология, она и характеризуется как реализация вечной здоровой и гармоничной жизни, выводить управление на работу в определённые участки самопроизвольного действия метода, когда Вы просто можете его не вспоминать, но при этом он срабатывает. Именно с такой направленностью сейчас будут даны числовые ряды для методов, соответствующих растению саговник.

Метод неумирания – 281 498 741 18

В данном случае в окончании ряда переход происходит от единицы сразу к восьмёрке, и дальше можно представлять, что есть такая возможность – восьмёрку расположить в горизонтальном варианте, и получится бесконечность, а чтобы получить восьмёрку нужно сложить восемь единиц. Вот количественный определённый вариант счёта в сознании, который происходит при управлении, он характеризуется ещё тем, что если складывать восемь единиц, – их можно прописать как один плюс один и так далее, – и получится восемь единиц, находящихся рядом, это определённый объем информации, так скажем, написанный на листе даже бумаги, в плоскости. Восьмёрка тоже одно число, и в общем получается, что определённая пролонгированная запись из восьми единиц соответствует одному все-таки числу восемь, но такому же по разрядности как единица.

Следовательно, возникает следующий смысл в осознании числа в Вашем восприятии, что можно получать практически через одно число то, что происходит и в большом количестве событий, – так вот, как в конкретном случае с использованием восьми единиц. И получается в этом случае, что в одно число на уровне логики, отражается действительно бесконечная система событий. Учитывая, что бесконечность где-то обозрима, можно этот уровень определённым образом воспринять. То есть обозримая бесконечность определённого уровня, что может охватить сознание, при этом сознание воспринимает, что работает человек с бесконечным уровнем. То есть через своё сознание человек это воспринимает. И так как задача стоит действовать одновременно и через макросистему и через локальную систему, то в дальнейшем в методе воскрешения можно применить этот обнаруженный способ. Таким образом:

Метод воскрешения – числовая система следующая – 812 914 89.

В данном случае обозримый уровень, если рассмотреть числа **8** и **9**, оканчивающие ряд числовой, получается, что происходит увеличение некое с восьмёрки на девятку, то есть идёт нарастание информации и в плане увеличения числа. И получается, что вот обозримость через сознание определённого процесса бесконечного заключается в том, что проявляется какая-то динамика. Здесь мы приходим опять-таки к важности динамичной системы восприятия, что там, где динамика, может быть и обозримость. Например, можно сравнить с тем, что Вы смотрите на бесконечный горизонт моря, то есть не видите другого берега, и при этом идёт большая волна, и вот она захлёстывает где-то на расстоянии другую волну, и вот этот всплеск – это и есть то, что Вы обозреваете. Дальше Вы уже за этой волной не видите даже горизонта, например.

И то же самое можно сравнить с тем, что есть обозримая структура в бесконечном восприятии. Это то, что Вы воспринимаете в качестве динамики. И вот получается, что эта точка, где как раз таки могут выходить воскрешённые в уровень физической реальности, потому что из бесконечного количества событий, конечно, есть, очевидно, даже на логике какое-то событие, которое позволяет реализовывать практически любую ситуацию в мире.

Так построено сознание, что бесконечный уровень событий сознание воспринимает как систему обязательной реализации любой созидательной цели. И таким образом, Вы, рассматривая в сознании удалённый вот такой некий всплеск информации, оттуда выводите воскрешённых на физическую реальность следующим числовым рядом **498 719 781**.

То есть, получается, в первом ряде Вы фиксируете фактически бесконечный уровень, но динамичный, и вторым рядом уже выводите.

Метод омоложения – 594849718

Метод восстановления организма – 491 648 718

В данном методе, когда Вы реализуете восстановление организма, можно связать этот метод с методом омоложения и методом неумирания, использовать три последовательно ряда, при этом там, где один ряд заканчивается, другой начинается, как раз и возникает своеобразная динамика бесконечной системы. И Вы можете это практически использовать для того, чтобы связать эту динамичную систему с логически воспринимаемой Вашим сознанием системой бесконечности. Однако, если присмотреться, то Ваше сознание воспринимает отдалённый своеобразный горизонт бесконечности как некую определённую конкретную реальность. Горизонт может совместить практически ту бесконечность, которая воспринимается сознанием как бесконечность как таковая, абсолютная бесконечность, с бесконечностью, которая проявляется как некая динамика в этой среде бесконечности. Тогда Вы определяете важный очень принцип управления, который говорит о том, что, работа с бесконечными системами, с локальными какими-то проявлениями этой бесконечной системы, тоже есть бесконечная величина.

Таким образом, настраивая сознание на работу с бесконечными системами, Вы за счёт просто привыкания к этой системе переходите к тому, что, работая со своим, например, организмом, с тканью, с материей человека, с какими-то событиями, касающимися человека, вообще мира, Вы переносите такое восприятие на те объекты, с которыми Вы работаете.

И получается, что Вы придаёте такие же свойства этим объектам. То есть Ваше сознание начинает реализовываться как система распространения информации о бесконечности. Причём Ваше сознание такими свойствами обладает по существу, потому как связано с душой, которая вечная и бесконечная. Отсюда получается доказательство точности указанного восприятия.

Своеобразным уровнем такого распространения является

пыльца, которая используется растениями для передачи информации для развития. Здесь можно так охарактеризовать процесс, что следующее развитие растения происходит через пыльцу, например для некоторых видов растений, и при этом Вы можете рассматривать другой тип распространения, через семена, которые от растений получаются. То здесь можно рассматривать именно принцип тот, что динамика создаёт следующий уровень. Следующий уровень некой статики, которая даёт жизнь новым растениям. Если сопоставить этот процесс, то, налагая этот процесс с задачей вечной жизни любого растения – здесь важным элементом является, что наложение процесса по подобию, оно не всегда совершенно идентично проходит, а нужно ещё применять в каких-то случаях систему дополнительного управления именно по вечной жизни – можно увидеть своеобразный вектор сознания. Этот вектор позволяет воспринять, что именно волевая деятельность человека позволяет сделать вечными и бесконечными объекты реальности.

Таким образом, проявленная система сознания, она, получается, что может уже работать и через какие-то частные системы, хотя в целом, конечно, речь идёт об общей системе управления в бесконечном вечном развитии и вечной жизни человека.

В данном случае существуют ещё соединения по терминологии в плане процессов, которые происходят. Потому как вечное развитие – это один уровень управления, который в управлении по числовым рядам естественным образом включает вечную жизнь человека. С точки зрения абстрактных систем вечная жизнь человека подразумевает вечное развитие, при этом в уровне управления через сознание нужно закладывать именно мысль, что вечная жизнь человека в вечном развитии, и при этом дополнять мысли следующие, что при вечной жизни человека человек вечно развивается.

Это также немаловажный фактор, который закладывает необходимость развития за счёт текущего состояния волевого человека, то есть человек не рассматривает развитие только как естественный процесс, но и закладывает обязательное своё собственное развитие вечной жизни. Это говорит о том, что человек уже практически охватывает всю систему знаний, которая при этом может возникать, то есть он может развиться до любого знания, которое обеспечит его вечной жизнью. И это вот как раз таки существенный фактор, говорящий о том, что за счёт своих сознательных усилий, просто всего лишь навсего логического действия человек обязательным образом может достичь вечной жизни.

Далее в этом методе восстановления организма можно уже, исходя из этих конструкций, делать, например, управление в качестве отхаркивающего действия – **49839481**.

В качестве тонизирующего действия управление – **489513**

Для увеличения питательных свойств пищи – **497848**. То есть пища приобретает именно те свойства, которые нужны Вам для обеспечения вечной жизни. И здесь можно увидеть, что, реализовывая какие-то конкретные управляющие системы в частных, казалось бы, порядках, Вы одновременно в каждом действии достигаете обеспечения своей вечной жизни и других людей.

Метод вечной здоровой и гармоничной жизни – 21931851941

Cyclamen sp. – ЦИКЛАМЕН – 894 497 834 851 898

В данном ряду, если использовать сочетания звуковые, то здесь заложено слово цикл на русском языке, и получается, что рассмотренное управление по бесконечному вечному гармоничному уровню жизни, этот уровень может иметь определённый уровень управляемости с точки зрения цикличности. Каких-то циклов в жизни, которые происходят вокруг человека. То есть день-ночь, какие-то конкретные вещи, которые человек проделывает ежедневно, вставая после сна утром и так далее. А так же объединить цикличность, которая происходит в природе, которая, в общем, достаточно серьёзно влияет на растительность.

Поэтому если рассматривать именно цикличность, и в каждом цикле обеспечивать структуру вечной здоровой и гармоничной жизни, и при этом делать так, чтобы сам цикл ещё организовывался из этих систем, то управление соответственно по методам следующее:

Метод неумирания – 218 649 714

Метод воскрешения – 318 49 71

Метод омоложения –218 49 78

Метод восстановления организма – 498 64 81

Метод вечной здоровой и гармоничной жизни – 497 93 81

Cyperus sp. – ЦИПЕРУС – 214 498 719 491 819

Метод неумирания –214 948 719

Метод воскрешения – 598 064 781

Метод омоложения – 319 041219 064

Метод восстановления организма – 598 061 219

Метод вечной здоровой и гармоничной жизни – 398064 01981

Cytisus scoparius – РАКИТНИК – 519 314 819 617 210

Метод неумирания – 219 491 378

Метод воскрешения – 529 016 38914

Метод омоложения – 478641 019 18

Метод восстановления организма – 598 641

Для заживления ран, ссадин и порезов – 598 641719

При простуде и кашле – 5980 6481

Метод вечной здоровой и гармоничной жизни – 318019641

Dalbergia hupeana – ДАЛЬБЕРГИЯ – 589 614 312 089 491

Метод неумирания – 896148101

Метод воскрешения – 301 498 0112

Метод омоложения – 49160198

Метод восстановления организма – 591061481

При парше и паразитарных заболеваниях кожи – 21981318

Метод вечной здоровой и гармоничной жизни – 318019641

Damnacanthus indicus – ДАМНАКАНТУС ИНДИЙСКИЙ – 219 214 819 061 518

Метод неумирания – 498 641 891

Метод воскрешения – 591 481 312 891 89

Метод омоложения – 478 91 319 317

Метод восстановления организма – 8914 9085914

Метод вечной здоровой и гармоничной жизни – 598 64189109

Daphne genkwa – ВОЛЧЕЯГОДНИК – 591 498 714 461 819

Метод неумирания – 219 478 87

Метод воскрешения – 497 218 498

Метод омоложения – 219 49

Метод восстановления организма – 479 48 49

Метод вечной здоровой и гармоничной жизни – 471 318 46 81

Daphnidium myrra – ДАФНИДИУМ МИРРОНОСНЫЙ – 591 497 218 471 891

Метод неумирания – 648 71

Метод воскрешения – 219 975 478549721 649 89319 71

Метод омоложения – 469

Метод восстановления организма – 519 817

Метод вечной здоровой и гармоничной жизни – 489 649 71

Daucus carota – МОРКОВЬ – 594 891 718 641 894

Метод неумирания – 217 91

Метод воскрешения – 649 81

Метод омоложения – 219

Метод восстановления организма – 498 714 81

Метод вечной здоровой и гармоничной жизни – 549 648 71

Davallia tenuifolia – ДАВАЛЛИЯ МЕЛКОЧЕРЕШКОВАЯ – 597 849 714 821 498

Метод неумирания – 649 718

Метод воскрешения – 218 491

Метод омоложения – 647 894

Метод восстановления организма – 219 81 98

Метод вечной здоровой и гармоничной жизни – 491 697 81

Dendrobium nobile – ДЕНДРОБИУМ БЛАГОРОДНЫЙ – 519 649 718 891 217

Метод неумирания – 264 81

Метод воскрешения – 298 97 81

Метод омоложения – 219 71 84 89

Метод восстановления организма – 21949871

Метод вечной здоровой и гармоничной жизни – 46989351

Deutzia sieboldiana – ДЕЙЦИЯ ЗИБОЛЬДА – 498 721 471 891 248

Метод неумирания – 264 978 41

Метод воскрешения – 69851

Метод омоложения – 391498

Метод восстановления организма – 519491

Метод вечной здоровой и гармоничной жизни – 594 98

Dianthus chinensis, D. superbus – ГВОЗДИКА КИТАЙСКАЯ – 594 471 894 218 641

Метод неумирания – 214 21

Метод воскрешения – 218 41

Метод омоложения – 519 48

Метод восстановления организма – 594 71

Метод вечной здоровой и гармоничной жизни – 515 94

Dictamnus albus – ЯСЕНЕЦ – 549 891 497 931 891

Метод неумирания – 294 71 89

Метод воскрешения – 219 74

Метод омоложения – 248 41

Метод восстановления организма – 479 89

Метод вечной здоровой и гармоничной жизни – 598 64 89

Diervilla versicolor (weigela japonica) – ВЕЙГЕЛА ЯПОНСКАЯ – 549 781 496 719 814

Метод неумирания – 319 71

Метод воскрешения – 519 89 79

Метод омоложения – 594 81 18

Метод восстановления организма – 598 64

Метод вечной здоровой и гармоничной жизни – 549 71 89

Digitalis sp. – НАПЕРСТЯНКА – 891 498 719 647 891

Метод неумирания – 519 648 71

Метод воскрешения – 594 718 48

Метод омоложения – 549 71 84

Метод восстановления организма – 584 49

Метод вечной здоровой и гармоничной жизни – 498 896 718

Digitaria Sanguinalis (caryopteris divaricata) – КАРИОПТЕРИС – 519 317 898 061 798

Метод неумирания – 519461 231

Метод воскрешения – 298 064 71

Метод омоложения – 389 049 01

Метод восстановления организма – 310 908 76

Метод вечной здоровой и гармоничной жизни – 21098 78101

Dioscorea – ЯМС – 319 497 894 617 849

Метод неумирания – 319 497 841

Метод воскрешения – 549 894 897

Метод омоложения – 514 61481

Метод восстановления организма – 549 648 789

Метод вечной здоровой и гармоничной жизни – 497 893 497

© Г. П. Грабовой, 1998

Diospyros embryopteris – ХУРМА – 219 497 894 478 491
Метод неумирания – 219 64
Метод воскрешения – 249 89
Метод омоложения – 319 49
Метод восстановления организма – 519 47
Метод вечной здоровой и гармоничной жизни – 519 68

Diospyros kaki – ХУРМА ЯПОНСКАЯ – 219 497 854 319 647
Метод неумирания – 214 48317
Метод воскрешения – 314854891
Метод омоложения – 31849871
Метод восстановления организма – 598471
Метод вечной здоровой и гармоничной жизни – 469 47

Diphylleia sp. – ДВУЛИСТНИК – 519 478 498 647 894
Метод неумирания – 319 49 81
Метод воскрешения – 319 47 89
Метод омоложения – 314 98 78
Метод восстановления организма – 598 64
Метод вечной здоровой и гармоничной жизни – 319 6489 91

Dipsacus sp. – ВОРСЯНКА – 519 648 714 891 978
Метод неумирания – 219 64 71
Метод воскрешения – 289 71
Метод омоложения – 297 89
Метод восстановления организма – 289 64
Метод вечной здоровой и гармоничной жизни – 319 64

Dolichos cultratus – ЛОБИЯ НОЖЕВИДНАЯ – 319 648 781 745 489
Метод неумирания – 214 68 71
Метод воскрешения – 298 94
Метод омоложения – 297 89 85
Метод восстановления организма – 598 649 71
Метод вечной здоровой и гармоничной жизни – 498 79 89

Dolichos lablab – ЛОБИЯ ГИАЦИНТОВАЯ – 549 478 489 218 471
Метод неумирания – 218 49 64 81
Метод воскрешения – 281 49
Метод омоложения – 289 49 81
Метод восстановления организма – 289 41 89 49 18
Метод вечной здоровой и гармоничной жизни – 218

Dolichos umbellatus – ЛОБИЯ КИТАЙСКАЯ – 519 498 317 894 641
Метод неумирания – 217 48
Метод воскрешения – 289 645
Метод омоложения – 219498 1
Метод восстановления организма – 549 64 81
Метод вечной здоровой и гармоничной жизни – 548 64541

Draba nemoralis – КРУПКА – 319 498 649 718 849
Метод неумирания – 247 89 61
Метод воскрешения – 549 1
Метод омоложения – 298 71
Метод восстановления организма – 497 81
Метод вечной здоровой и гармоничной жизни – 519 64 78

Dryandra cordata – ДРИАНДРА СЕРДЕЧНАЯ – 549 648 719 814 854

Метод неумирания – 214819 1

Метод воскрешения – 478 98 89

Метод омоложения – 219 49 89

Метод восстановления организма – 519 68 81

Метод вечной здоровой и гармоничной жизни – 598 74 91

Drumoglossum carnosum – ТРАВА УЛИТОЧНАЯ – 548 497 497 891 948

Метод неумирания – 214519418

Метод воскрешения – 51941851

Метод омоложения – 549 71

Метод восстановления организма – 319 64

Метод вечной здоровой и гармоничной жизни – 319 89 71

Dryobalanops aromatica – КАМФОРА БОРНЕЙСКАЯ – 519 498 471 891 496

Метод неумирания – 219 64

Метод воскрешения – 594 81

Метод омоложения – 219 64 81

Метод восстановления организма – 548 47

Метод вечной здоровой и гармоничной жизни – 319819 68

Echinops sphaerocephalus – МОРДОВНИК – 548 471 479 648 491

Метод неумирания – 219 68

Метод воскрешения – 319 71

Метод омоложения – 218 78

Метод восстановления организма – 594 71
Метод вечной здоровой и гармоничной жизни – 598 64

Eclipta alba – ЧЕРНИЛЬНАЯ ТРАВА – 218 491 316 318 389
Метод неумирания – 216 41
Метод воскрешения – 21981651431989 014
Метод омоложения – 319 78
Метод восстановления организма – 549 64
Метод вечной здоровой и гармоничной жизни – 319 71

Elaeagnus longipes – ЛОХ – 318 496 317 894 648
Метод неумирания – 219 78
Метод воскрешения – 294 78 41
Метод омоложения – 314518
Метод восстановления организма – 219481
Метод вечной здоровой и гармоничной жизни – 319 78

Elatostemma umbellatum – ЭЛАТОСТЕММА ЗОНТИЧНАЯ – 513 491 894 861 719
Метод неумирания – 249 467 894 731 891
Метод воскрешения – 249 698 71
Метод омоложения – 218 78
Метод восстановления организма – 549 81
Метод вечной здоровой и гармоничной жизни – 319 64

Elsholtzia cristata – ЭЛЬШОЛЬЦИЯ ГРЕБЕНЧАТАЯ – 548 649 714 891 217
Метод неумирания – 218 64

Метод воскрешения – 598 497 891 64

Метод омоложения – 498 89

Метод восстановления организма – 519 61

Метод вечной здоровой и гармоничной жизни – 319 64

Ephedra vulgaris – ЭФЕДРА ОБЫКНОВЕННАЯ – 594 718 316 714 891

Метод неумирания – 218497

Метод воскрешения – 514218

Метод омоложения – 284578

Метод восстановления организма – 549 47

Метод вечной здоровой и гармоничной жизни – 469518319471

Epigaea asiatica – ЭПИГЕЯ АЗИАТСКАЯ – 318 497 814 479 891

Метод неумирания – 219 48

Метод воскрешения – 298

Метод омоложения – 498713514

Метод восстановления организма – 479518

Метод вечной здоровой и гармоничной жизни – 491318718

Equisetum arvense – ХВОЩ ПОЛЕВОЙ – 314 818 468 847 819

Метод неумирания – 194 89

Метод воскрешения – 519 78

Метод омоложения – 298 74 81

Метод восстановления организма – 238 68

Метод вечной здоровой и гармоничной жизни – 319 71

Equisetum hyemale – ХВОЩ ЗИМНИЙ – 518 648 819 318 217

Метод неумирания – 214 67
Метод воскрешения – 519 8
Метод омоложения – 549 71
Метод восстановления организма – 518 49
Метод вечной здоровой и гармоничной жизни – 314 67

Eranthis keiskii – ЛЮБНИК – 518 498 497 516 819
Метод неумирания – 214851
Метод воскрешения – 28491
Метод омоложения – 319478
Метод восстановления организма – 519491
Метод вечной здоровой и гармоничной жизни – 549891

Ergot – СПОРЫНЬЯ – 349 481 894 617 894
Метод неумирания – 216 98
Метод воскрешения – 9
Метод омоложения – 91
Метод восстановления организма – 81491
Метод вечной здоровой и гармоничной жизни – 12

Erianthus japonicus – ШЕРСТИСТОЦВЕТ ЯПОНСКИЙ – 594 471 849 698 791
Метод неумирания – 219548 47
Метод воскрешения – 218 49
Метод омоложения – 21849 47981 49
Метод восстановления организма – 548 61
Метод вечной здоровой и гармоничной жизни – 498 78 74

Erigeron kamschaticum – МЕЛКОЛЕПЕСТНИК КАМЧАТСКИЙ – 498 647 891 478 491

Метод неумирания – 219 6481

Метод воскрешения – 219 48

Метод омоложения – 249 78

Метод восстановления организма – 548 71

Метод вечной здоровой и гармоничной жизни – 319 64

Eriobotrya japonica – МУШМУЛЛА ЯПОНСКАЯ – 598 497 471 319 481

Метод неумирания – 214 61

Метод воскрешения – 218 71

Метод омоложения – 548 84

Метод восстановления организма – 489 71

Метод вечной здоровой и гармоничной жизни – 489 64 81

Eritrichium pedunculare – ШЕРСТОСТЕБЕЛЬНИК – 519 618 714 891 491

Метод неумирания – 214 64

Метод воскрешения – 284 41

Метод омоложения – 218498714 8

Метод восстановления организма – 548 61

Метод вечной здоровой и гармоничной жизни –718 48

Eucommia ulmoides – ШЕЛКОВОЕ (ХЛОПКОВОЕ) ДЕРЕВО – 514 418 419 814 471

Метод неумирания – 215 48

Метод воскрешения – 485 489 81

Метод омоложения – 469 741

Метод восстановления организма – 514 78

Метод вечной здоровой и гармоничной жизни – 318 64

Euonymus alatus – БЕРЕСКЛЕТ «НАПЕРСТОЧНИК» – 914 641 718 894 714

Метод неумирания – 214 61

Метод воскрешения – 581 89

Метод омоложения – 298 64

Метод восстановления организма – 619 78

Метод вечной здоровой и гармоничной жизни – 519714

Eupatorium sp. – ПОСКОННИК – 598 318 317 478 491

Метод неумирания – 214 64

Метод воскрешения – 298591

Метод омоложения – 248549

Метод восстановления организма – 498719614

Метод вечной здоровой и гармоничной жизни – 319 64 89

Euphorbia Helioscopia (lunulata) – МОЛОЧАЙ ПОЛУЛУННЫЙ – 319 491 714 894 854

Метод неумирания – 219 64

Метод воскрешения – 319 78

Метод омоложения – 298 49 91

Метод восстановления организма – 491 89 74

Метод вечной здоровой и гармоничной жизни –519 68 81

Euphorbia humifusa – МОЛОЧАЙ РАСПРОСТЕРТЫЙ –

519 498 647 479 891

Метод неумирания – 219648 71

Метод воскрешения – 549 89 81

Метод омоложения – 549 78

Метод восстановления организма – 498 71

Метод вечной здоровой и гармоничной жизни – 498 1

Euphorbia Lathyris (pilulifera) – МОЛОЧАЙ ТЕМНЫЙ – 514 891 471 894 465

Метод неумирания – 219 71

Метод воскрешения – 519 71

Метод омоложения – 218 74

Метод восстановления организма – 549 78

Метод вечной здоровой и гармоничной жизни – 497 41

Euphorbia pekinensis – МОЛОЧАЙ ПЕКИНСКИЙ – 518 497 317 478 214

Метод неумирания – 217481

Метод воскрешения – 218491

Метод омоложения –271498

Метод восстановления организма – 497548

Метод вечной здоровой и гармоничной жизни – 497519518

Euphorbia sieboldiana – МОЛОЧАЙ ЗИБОЛЬДА – 549 648 713 814 898

Метод неумирания – 214518

Метод воскрешения – 214617

Метод омоложения – 289317

Метод восстановления организма – 319471
Метод вечной здоровой и гармоничной жизни – 518419318

Euryale ferox – ЛИЛИЯ ВОДЯНАЯ – 519 618 714 317 814
Метод неумирания – 217 48
Метод воскрешения – 498 41
Метод омоложения – 298 74 89
Метод восстановления организма – 497 64
Метод вечной здоровой и гармоничной жизни – 641 78

Fagopyrum esculentum – ГРЕЧИХА – 598 749 317 318 841
Метод неумирания – 217 48 68
Метод воскрешения – 498 71
Метод омоложения – 518 41
Метод восстановления организма – 319 64
Метод вечной здоровой и гармоничной жизни – 519 78

Fagopyrum tartaricum – ГРЕЧИХА ТАТАРСКАЯ – 548 478 948 481 471
Метод неумирания – 468 83 49
Метод воскрешения – 418 1
Метод омоложения – 499812
Метод восстановления организма – 519 64
Метод вечной здоровой и гармоничной жизни – 319 68

Fatsia papyrifera – ФАТСИЯ – 519 471 894 821 491
Метод неумирания – 319481
Метод воскрешения – 219 81

Метод омоложения – 294 1

Метод восстановления организма – 548491

Метод вечной здоровой и гармоничной жизни – 319491

Ferns – ПАПОРОТНИКИ – 498 471 849 478 481

Метод неумирания –319 64

Метод воскрешения – 219 89

Метод омоложения – 298 71

Метод восстановления организма – 594 98 81

Метод вечной здоровой и гармоничной жизни – 497 89 74

Ferula – ФЕРУЛА – 519 497 318 478 641

Метод неумирания – 219 64

Метод воскрешения – 298 78 81

Метод омоложения – 217 48 41

Метод восстановления организма – 451548 1

Метод вечной здоровой и гармоничной жизни – 319 71

Ficus carica – ФИКУС СЪЕДОБНЫЙ (ИНЖИР, ФИГА) – 548 498 715 814 816

Метод неумирания – 214 478 814 817 819

Метод воскрешения – 514 81

Метод омоложения – 219 71

Метод восстановления организма – 519 41

Метод вечной здоровой и гармоничной жизни – 319 41

Ficus pumila – ФИКУС КАРЛИКОВЫЙ – 491 478 894 471 891

Метод неумирания – 217 491

Метод воскрешения – 218 71

Метод омоложения – 319 71
Метод восстановления организма – 519 71
Метод вечной здоровой и гармоничной жизни – 619 78

Ficus retusa – ФИКУС ПРИТУПЛЕННЫЙ – 519 648 714 849 891
Метод неумирания – 217 48
Метод воскрешения – 249 98
Метод омоложения – 294 78
Метод восстановления организма – 594 71
Метод вечной здоровой и гармоничной жизни – 948 71

Ficus stipulata – ФИКУС ПРИЛИСТНИКОВЫЙ – 514 718 419 317 819
Метод неумирания – 219 68
Метод воскрешения – 214 71
Метод омоложения – 249 79
Метод восстановления организма – 319 74
Метод вечной здоровой и гармоничной жизни – 319 491

Foeniculum vulgare – ФЕНХЕЛЬ – 219 417 478 894 217
Метод неумирания – 214 948
Метод воскрешения – 294 68
Метод омоложения – 319 74
Метод восстановления организма – 519 74
Метод вечной здоровой и гармоничной жизни – 518 64

Forsythia suspensa – ФОРЗИЦИЯ НИСПАДАЮЩАЯ – 514 491 318 498 471

Метод неумирания – 218 41

Метод воскрешения – 317 89

Метод омоложения – 398514

Метод восстановления организма – 519 64 81

Метод вечной здоровой и гармоничной жизни – 318 64 71

Fragaria indica – ЗЕМЛЯНИКА ИНДИЙСКАЯ – 519 498 794 781 214

Метод неумирания – 2148951

Метод воскрешения – 21951941

Метод омоложения – 519471

Метод восстановления организма – 519481

Метод вечной здоровой и гармоничной жизни – 319418

Fragaria wallichii – ЗЕМЛЯНИКА ВАЛЛИЙСКАЯ – 519 418 814 317 819

Метод неумирания – 214819

Метод воскрешения – 248541

Метод омоложения – 218549

Метод восстановления организма – 719481

Метод вечной здоровой и гармоничной жизни – 319418

Fraxinus pubinervus – ЯСЕНЬ ОПУШЕННЫЙ – 319 481 318 498 718

Метод неумирания – 519 491

Метод воскрешения – 589 78

Метод омоложения – 594 71

Метод восстановления организма – 619 89

Метод вечной здоровой и гармоничной жизни – 319 78

Fritillaria roylei – РЯБЧИК – 514 478 319 318 481
Метод неумирания – 219 64
Метод воскрешения – 218 41
Метод омоложения – 549 71
Метод восстановления организма – 549 81
Метод вечной здоровой и гармоничной жизни – 479 78

Fumaria officinalis – ДЫМЯНКА ЛЕКАРСТВЕННАЯ – 514 498 713 498 219
Метод неумирания – 214 64
Метод воскрешения – 219 78
Метод омоложения – 298 94 81
Метод восстановления организма – 549 81
Метод вечной здоровой и гармоничной жизни – 319 67

Funkia subcordata – ФУНКИЯ – 319 514 819 641 218
Метод неумирания – 214 91
Метод воскрешения – 319 78
Метод омоложения – 298 81
Метод восстановления организма – 594 71
Метод вечной здоровой и гармоничной жизни – 481 48

Galium aparine – ПОДМАРЕННИК – 549 491 891 897 498
Метод неумирания – 214 81
Метод воскрешения – 498 68 71
Метод омоложения – 599 78

Метод восстановления организма – 497 89 64

Метод вечной здоровой и гармоничной жизни – 498 81

Galla sinensis – ГАЛЛЫ КИТАЙСКИЕ – 519 498 471 481 894

Метод неумирания – 214 64 81

Метод воскрешения – 219 81

Метод омоложения – 294 81 98

Метод восстановления организма – 491 91

Метод вечной здоровой и гармоничной жизни – 49481931971481981

Garcinia morella – ГАРЦИНИЯ – 481 478 894 847 898

Метод неумирания – 219 64 81

Метод воскрешения – 294 97 89

Метод омоложения –478 49 81

Метод восстановления организма – 471 89 94 81

Метод вечной здоровой и гармоничной жизни – 468 78

Gardenia florida – ГАРДЕНИЯ – 498 471 891 649 718

Метод неумирания – 319 78

Метод воскрешения – 219 64

Метод омоложения – 319 78

Метод восстановления организма – 549 84598

Метод вечной здоровой и гармоничной жизни – 319 68

Gastrodia elata – ГАСТРОДИЯ – 514 618 719 798 849

Метод неумирания – 217 49 81

Метод воскрешения – 519 48 91

Метод омоложения – 549 89 41

Метод восстановления организма – 314 89491

Метод вечной здоровой и гармоничной жизни – 319418 41

Gentiana scabra – ГОРЕЧАВКА – 498 471 891 478 614

Метод неумирания – 214 71

Метод воскрешения – 284 47

Метод омоложения – 294 78

Метод восстановления организма – 549 71

Метод вечной здоровой и гармоничной жизни – 497 89

Geranium nepalense – ГЕРАНЬ – 548 491 781 648 741

Метод неумирания – 284 71

Метод воскрешения – 549 81

Метод омоложения – 598 41

Метод восстановления организма – 594318514

Метод вечной здоровой и гармоничной жизни – 314 64891

Geum dryadoides – ГРАВИЛАТ – 319 648 712 891 498

Метод неумирания – 694 78

Метод воскрешения – 59431981

Метод омоложения – 219 648

Метод восстановления организма – 598 68

Метод вечной здоровой и гармоничной жизни – 319 67 89

Ginkgo biloba – ГИНКГО – 519 498 714 789 498

Метод неумирания – 219 61

Метод воскрешения – 319 71

Метод омоложения – 319 48

Метод восстановления организма – 319 64 81

Метод вечной здоровой и гармоничной жизни – 319 68 98 91

Gleditschia chinensis – ГЛЕДИЧИЯ КИТАЙСКАЯ – 519 498 719 819 818

Метод неумирания – 274 89

Метод воскрешения – 319 68

Метод омоложения – 319 89 81

Метод восстановления организма – 379 89491

Метод вечной здоровой и гармоничной жизни – 361498 81

Gleditschia japonica – ГЛЕДИЧИЯ ЯПОНСКАЯ – 319 689 719 814 318

Метод неумирания – 219 61 318

Метод воскрешения – 318 78 81

Метод омоложения – 298497 81

Метод восстановления организма – 594 61

Метод вечной здоровой и гармоничной жизни – 564 81

Glycine hispida – СОЯ ЩЕТИНИСТОВОЛОСИСТАЯ – 519 648 794 898 718

Метод неумирания – 216 798 41

Метод воскрешения – 319 71 81

Метод омоложения – 314 64

Метод восстановления организма – 489 71

Метод вечной здоровой и гармоничной жизни – 519 48 78

Glycyrrhiza – СОЛОДКА – 548 498 714 648 718

Метод неумирания – 214 899 81

Метод воскрешения – 214895318

Метод омоложения – 316498719

Метод восстановления организма – 514218

Метод вечной здоровой и гармоничной жизни – 498 71

Gnaphalium multiceps – СУШЕНИЦА МНОГОГОЛОВЧАТАЯ – 514 618 718 498 714

Метод неумирания – 218 49

Метод воскрешения – 218 94 818

Метод омоложения – 2845319471

Метод восстановления организма – 364 81

Метод вечной здоровой и гармоничной жизни – 317 48

Gossypium herbaceum – ХЛОПЧАТНИК – 914 318 317 481 641

Метод неумирания – 219 64

Метод воскрешения – 289 71

Метод омоложения – 294 78 81

Метод восстановления организма – 319 68

Метод вечной здоровой и гармоничной жизни – 319 81 78

Gymnocladus chinensis – ГИМНОКЛАДУС КИТАЙСКИЙ – 513 481 498 714 648

Метод неумирания – 249 81

Метод воскрешения – 218 47

Метод омоложения – 319498719671

Метод восстановления организма – 319 68

Метод вечной здоровой и гармоничной жизни – 398 64 81

Gymnogongrus pinnulata – ГИМНОГОНГРУС – 319 689 719 648 491
Метод неумирания – 219 71
Метод воскрешения – 294 78
Метод омоложения – 598 97 81
Метод восстановления организма – 491 648
Метод вечной здоровой и гармоничной жизни – 498 791 81

Gymnothrix (Alopecurus) – ЛИСОХВОСТ – 531 498 471 648 818
Метод неумирания – 214 61
Метод воскрешения – 218 74
Метод омоложения – 294 71
Метод восстановления организма – 548 89
Метод вечной здоровой и гармоничной жизни – 319 89

Gynandropsis pentaphylla – ГИНАНДРОПСИС – 519 498 478 641 718
Метод неумирания – 219 64
Метод воскрешения – 519 78 81
Метод омоложения – 319 71
Метод восстановления организма – 519 64 81
Метод вечной здоровой и гармоничной жизни – 319 89

Gynocardia odorata – ГИНОКАРДИЯ ПАХУЧАЯ – 498 719 734 814 818
Метод неумирания – 216 78

Метод воскрешения – 214 71

Метод омоложения – 248 81

Метод восстановления организма – 319 68

Метод вечной здоровой и гармоничной жизни – 319 64 81

Gynura pinnatifida – ГИНУРА ПЕРИСТОНАДРЕЗНАЯ – 549 618 714 891 718

Метод неумирания – 214 319 814 61

Метод воскрешения – 518 79 81

Метод омоложения – 218 41

Метод восстановления организма – 319 64 81

Метод вечной здоровой и гармоничной жизни – 317 89 41

Halymenia dentata – ГАЛИМЕНИЯ ЗУБЧАТАЯ – 319 498 648 719 814

Метод неумирания – 314 89 64

Метод воскрешения – 319 71

Метод омоложения – 319 84

Метод восстановления организма – 319 64 81

Метод вечной здоровой и гармоничной жизни – 349 89

Hamamelis japonica – ГАМАМЕЛИС ЯПОНСКИЙ – 319 497 894 671 891

Метод неумирания – 214 68 81

Метод воскрешения – 319 78

Метод омоложения – 319 84

Метод восстановления организма – 398 64

Метод вечной здоровой и гармоничной жизни – 319419 81

Helianthus annuus – ПОДСОЛНЕЧНИК – 314 648 718 749 894

Метод неумирания – 214 61

Метод воскрешения – 319 78

Метод омоложения – 519 64 81

Метод восстановления организма – 548 74 91

Метод вечной здоровой и гармоничной жизни – 319 64

Hemerocallis – ГЕМЕРОКАЛЛИС - 491 489 594 847 891

Метод неумирания – 319489

Метод воскрешения – 514891

Метод омоложения – 298 64

Метод восстановления организма – 598 74 81

Метод вечной здоровой и гармоничной жизни – 364 71

Hepatica sp. – ПЕЧЕНОЧНИЦА – 549 648 719 894 714

Метод неумирания – 214 648 71

Метод воскрешения – 219 71

Метод омоложения – 298 41

Метод восстановления организма – 549 71

Метод вечной здоровой и гармоничной жизни – 319 48

Heteropogon contortus – ГЕТЕРОПОГОН СКРУЧЕННЫЙ – 548 471 489 479 891

Метод неумирания – 219 41

Метод воскрешения – 491 98

Метод омоложения – 298 71

Метод восстановления организма – 598 78

Метод вечной здоровой и гармоничной жизни – 498 71

Hibiscus esculentus, H. manihot – ГИБИСКУС СЪЕДОБНЫЙ – 549 478 479 314 841
Метод неумирания – 214949
Метод воскрешения –298881
Метод омоложения – 2919641
Метод восстановления организма – 598741
Метод вечной здоровой и гармоничной жизни – 678941

Hibiscus mutabilis – ГИБИСКУС ИЗМЕНЧИВЫЙ – 489 641 789 124 781
Метод неумирания – 319481
Метод воскрешения – 519489
Метод омоложения – 294514
Метод восстановления организма – 319418
Метод вечной здоровой и гармоничной жизни – 498514

Hibiscus rosasinensis – ГИБИСКУС «РОЗА КИТАЯ» – 319 481 489 317 481
Метод неумирания – 219481
Метод воскрешения – 217518
Метод омоложения – 298491
Метод восстановления организма – 319489
Метод вечной здоровой и гармоничной жизни – 319548

Hibiscus syriacus – ГИБИСКУС АЛТЕЕПОДОБНЫЙ – 319 481 428 471 498

Метод неумирания – 213 81

Метод воскрешения – 298 41

Метод омоложения – 319 78

Метод восстановления организма – 519 64

Метод вечной здоровой и гармоничной жизни – 519 49 81

Грабовой Григорий Петрович

Концентрация на числах растений для восстановления организма

Труд создан Григорием Грабовым в 1998 году
на русском языке.
Дополнен Григорием Грабовым.

Часть 1

2013

www.ingramcontent.com/pod-product-compliance
Lightning Source LLC
Chambersburg PA
CBHW051523230426
43668CB00012B/1722